DISSERTATION SUR LA NATURE, L'USAGE ET L'ABUS DES EAUX THERMALES DE BAGNOLS EN GEVAUDAN

Par Mr. BONNEL DE LA BRAGERESSE le Fils Docteur en Medecine de la faculté de Montpellier. petit fils de Samuel Blanquet, qui en écrivit en 1718.

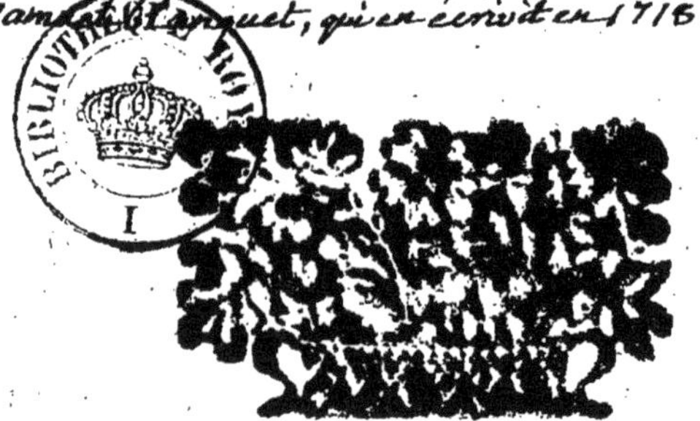

A MENDE, Chès CLAUDE BERGERON, Impr. du Roi, de Mgr. l'Evêque, & de la Ville.
1774

Quicumque artem medicam integrè assequi desiderat, non negligentiorem se circà aquarum facultates exibere convenit, quemadmodum enim gustu differunt & pondere ac statione, sic quoque & virtutes aliæ præ aliis longè præstant. Hippocrates lib. de aëre, aquis, & locis.

A MONSIEUR CHAPTAL DOCTEUR EN MEDECINE DE LA FACULTÉ DE MONTPELLIER.

MONSIEUR,

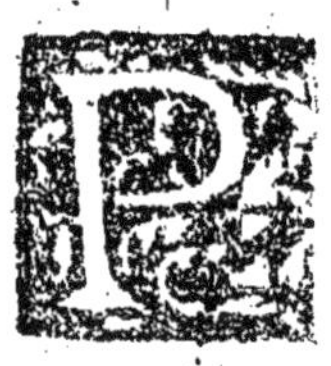

Ermettés à la reconnoissance la plus vive & la plus legitime de saisir cette occasion pour vous en donner une preuve publique. Jamais hommage ne fut plus juste ni mieux merité que celui que je vous prie d'accepter Vos bontés sans nombre ont gravé une éternelle gratitude dans mon cœur Veuillés bien metre le complement à vos bienfaits en acceptant les premices de mes travaux. Il me seroit bien

doux de publier ce que je vous dois mais les bornes de l'opuscule que je vous offre ne sçauroient le permetre.

Il suffira d'ajouter a la grace que vous me faites de laisser paroitre sous vos auspices cette dissertation ; & de dire, qu'à quelques occupations multipliees que vous exposat continuellement une pratique très étendue & une reputation brillante & meritee, vous n'avés point laissé de donner à l'instruction du Fils de votre ami & de votre Disciple les restes précieux d'un temps que vous employes si utilement au soulagement de l'humanité.

Que je serois heureux, si vos preceptes & vos soins avoient fait germer dans mon esprit le talent de l'observation que vous possedés si éminemment, & m'avoient mis en etat d'exercer avec succés la Medecine dans le Gévaudan notre commune Patrie dont vous faites un des plus précieux ornements. C'est en rendant mes travaux utiles à mes Congitoyens que j'ai tache & tacherai toujours de meriter leurs suffrages, de m'acquitter de l'obligation que m'inposent vos bienfaits, & de vous prouver que j'ai profité de vos soins & de vos leçons.

J'ai l'honneur d'être, Monsieur avec les sentiments de la plus vive & la plus respectueuse reconnoissance votre très humble & très obéissant Serviteur BONNEL.

A Mende ce 12. Aoust 1774.

AVERTISSEMENT

DESTINÉ à exercer la Médecine dans le Gevaudan l'envie de faire connoitre à mes Concitoyens le désir que j'avois de leur devenir utile, & le précepte *d'Hippocrate* qui recommande aux jeunes Médecins de s'attacher à connoitre la nature de l'air & des eaux du Pais ou ils doivent exercer leur Art, (*a*) m'engagerent à choisir un sujet relatif au Gevaudan pour ma These de Bachalaureat. J'eus d'abord le dessein de faire connoitre médicinalement la nature de l'air du Gevaudan & principalement de Mende ma Patrie ; mais les difficultés inseparables d'un pareil sujet, & l'éloignement ou j'étois pour lors me firent abbandonner mon entreprise ou du moins differer jusques a ce que de plus heureuses circonstances & de nouvelles connoissances me missent a même de le faire avec plus de succés. Il ne me restoit plus pour ne pas m'écarter du precepte du pere de la médecine que de diriger mes étu-

(a) *lib. de Aire, aquis, & locis.*

des vers la connoiſſance des Eaux du Gevaudan ; le grand nombre de ſources d'eaux communes & Minerales que nous offre ce Pais montagneux ne me permit pas d'entreprendre de les faire connoitre toutes , il faloit ſe borner , & je choiſis pour ſujet de ma Theſe celles de Bagnols que leur voiſinage de Mende nous rend le plus intereſſantes.

C'eſt cette diſſertation ſoutenue en latin aux Ecoles de la célébre faculté de Médecine de Montpellier que je donne au Public dans notre Langue avec des additions conſidérables. Je ne ſuis pas aſſés préſomptueux pour croire avoir reuſſi & epuiſé le ſujet ; je ſerois ſatisfait ſi cette opuſcule peut être de quelque utilité en attendant quelque choſe de mieux ſur les vertus de ces eaux.

J'ai omis a deſſein pluſieurs diſcutions de phiſique également delicates & incertaines ſur l'origine des Fontaines & ſur la chaleur des Eaux Thermales , qui ſemblent appartenir à une diſſertation ſur des Eaux Minerales ; c'eſt a des Phiſiciens oiſif á enfanter ſur ces diſcuſſions inutiles des hippotheſes que l'obſervation de nos neveux detruiront un jour. J'ai taché d'expoſer ſans fard les faits & les obſervations que j'ai pû recueillir : ce n'eſt que par la qu'on peut eſperer de commencer un ouvrage utile ſur nos eaux ; peut être , ſi je ſais un jour me rendre digne de ma Patrie, je pourray joindre aux obſervations déja faites celles que j'aurois occaſion de faire, examiner les choſes avec plus d'atention & pouſſer plus loin ces recherches que je n'ai fait qu'ébaucher.

Medicina non ingenii humani partes ſed temporis filia.

AVANT PROPOS

L'HOMME est naturellement porté à se prevenir sur les objets qui sont les sujets de ses recherches. Ce principe est vrai dans le moral comme dans le phisique & il a été de tout têms un grand obstacle à la connoissance de la verité. Chaque Panegeriste ne trouve rien audessus de la Personne ou de la chose qui a fait l'objet de ses travaux. Sans sortir de notre Art combien de Médecins ne se sont ils pas trompés & n'ont ils pas exageré les vertus des Rémedes dont ils avoient entrepris l'histoire ? Combien l'observation n'a t'elle pas dementi de ces vertus imaginaires qui n'éxistoient que dans leurs cervaux echauffés par la prévention & l'envie qu'ils avoient de faire des découvertes?

Ce reproche vrai dans le general est encore plus particulier pour un grand nombre de Médecins qui ont donné des traités particuliers sur certaines Eaux Minerales Séduits par la prévention & l'enthousiasme de quelques vertus qu'ils avoient à peine apperçu ils ont

ont osé se répandre en éloges & ordonner les Eaux dont ils s'occupoient comme le Reméde souverain & prèsque universel de tous les maux ; sans s'embarrasser de constater par des observations bien vues & répétées les cas ou ces Eaux pouvoient faire le plus grand bien ou le plus grand mal.

C'est parmi ces Médecins aveuglés par une credulité fatale qu'on peut placer *Michel Baldit* Médecin de Mende, Docteur de l'Université de Montpellier, qui le premier a écrit un livre sur les Eaux de Bagnols (*a*). Prévenu par quelques prodiges qu'il avoit vû opérer á ces Eaux, prévenu en outre par la nouveauté du Reméde qu'il dit avoir le premier fait prendre intérieurement ; il ordonna sans aucune considération les Eaux de Bagnols dans presque toutes les Maladies ; plus enthousiaste que Médecin il ne se fit point scrupule de dire sans restriction.

(a) *cet Ouvrage parut en 1651. sous le titre fastueux d'hydrothermopotie des nymphes de Bagnols en Gevaudan ou les merveilles des Eaux & des bains de Bagnols.*

Omnia Bagnoliis cedant miracula Thermis :
natura hic posuit quidquid ubique fuit (a)

doué d'un esprit plus ami du vrai, & dans un siècle ou l'imagination étoit plus contenûe dans ses justes bornes par le gout de l'expérience & de l'observation qu'on a substitué au brillant des sistêmes, *Samuel Blanquet* mon grand Pere maternel entreprit un travail sur les Eaux Minerales du Gévaudan ou il exérça la Médecine avec une reputation brillante. Le zele & le courage qu'il montra dans la Peste qui ravagea ces contrées en 1721 & 1722 lui merite-

(a) *les Vers suivants qui se trouvent a la page 89 annonçent que Baldit étoit aussi mauvais Poëte que Médecin.*

Venés donc alterés, degoutés, hidropiques,
graveleux, oppilés, enroués, asmatiques,
indigests d'estomac, cathareux de cerveau,
icterics, assiegés de coliques encore,
& vous que le mal prend & poursuit en remore :
venés je vous semonds à ce fleuve nouveau.

rent des récompenſes de la part du miniſtere. Animé toujours du motif d'être utile à ſa Patrie, il avoit publié en 1718. une Diſſertation ſur la nature & les vertus des Eaux Minerales du Gévaudan, dans laquelle celles de Bagnols occupent l'Article le plus étendu. Cet ouvrage fruit de ſa jeuneſſe peut être regardé en quelque façon comme le Proſpectus d'un ouvrage plus étendu qu'il méditoit ſur l'hiſtoire naturelle du Gévaudan, Conſiderée relativement à la médecine, que des raiſons particulières ou des occupations multipliées d'un autre genre, l'ont empeché d'exécuter. ſa Diſſertation d'ailleurs bien écrite comme tous les autres petits ouvrages qui ſont ſortis de ſa plume n'indique que d'une manière vague les uſages qu'on peut faire de nos Eaux. Le petit nombre de connoiſſances que la Chimie qui n'étoit encore qu'au berceau poſſedoit alors, ſur-tout ſur la partie des Eaux Minerales, ne lui permirent pas d'en donner une Analiſe trop exacte, & l'induiſirent en erreur ſur pluſieurs points.

Sans avoir négligé de mettre en œuvre les différens procedés chimiques qui peuvent nous mener à la connoiſſance des principes par lesquels l'Eau Thermale de Bagnols différe de l'eau commune, nous ne craindrons point de dire que ce n'est pas d'après de connoissances de ce genre que nous prétendons établir les différens usages de ces Eaux. Les Chimistes même conviennent de l'insuffisance des procedés que nous connoissons, du moins jusques à aujourd'hui, pour Analiser les Eaux Minerales ; ils sçavent que la plûpart renferment des principes indéfinis qu'on ne sçauroit rapporter à quelque substance connue : en un mot les Médecins Praticiens assurent que quelques versés que nous soyons dans la connoissance des principes des Remédes, nous ne sçaurions déterminer, comme on dit *à priori*, les cas ou ces mêmes Remédes conviennent ; si nous ne connoissons par les effets, les changemens que l'administration de ces Remédes peut produire dans notre Corps.

Pour prouver ce que nous avançons nous n'aurions qu'à citer les Analises des Plantes faites par plusieurs Membres de l'Academie Royale des sciences de Paris. Avec quelques soins qu'elles ayent été faites par les plus grands Chimistes, ces Analises n'ont serv

i

qu'a prouver que nos connoissances étoient très bornées sur la connoissance des principes de Corps. En effet cinq cens Plantes très différentes en elles-mêmes, ont donné les mêmes resultats à peu de chose près : qu'elle erreur dans la pratique si d'après ces Analises on eut déterminé l'usage de ces Plantes ? Et si le Médecin ordonnoit indifféremment la Solanum Poisou & le Chou aliment, parce que l'Analise Chimique en a tiré les mêmes principes ? Ce n'est pas certainement sur de pareilles connoissances que les Médecins ont employé le Mercure, le Kina, l'Opium, le Camphre, les différens Purgatif & les autres Remédes heroïques de la Médecine : on ne leur doit pas les découvertes du célébre *Storke*, qui a rendu un si grand service à l'humanité, en employant le premier à la guérison de certaines Maladies regardées prèsque comme incurables par les Médecins qui l'avoient précedé, un grand nombre des substances regardées jusqu'ici comme veneneuses ; ces découvertes, dis je, sont le fruit non de l'Analise des Plantes que ce célébre Médecin n'a pas même pensé à Analiser, mais de l'observation des effets que ces mémes fubftances ont produit fur notre Corps.

C'eft d'après ces confidérations que nous n'avons pas ofé entreprendre cette Differtation fur les ufages & les abus des Eaux de Bagnols d'après une fimple Analife. Nous avons cru lui donner un fondement plus folide en faifant connoitre au Public la nature de ces Eaux par l'obfervation des effets qu'elles produifent.

Quoique fans expérience perfonnelle & a peine initié dans l'étude de la Médecine ce ne fera pas moins fur l'obfervation & l'expérience que j'étayérai ce que j'ai à en dire. Je m'aproprierai comme *Hippocrate* les obfervations de mes Ayeux & fur-tout de mon Pere Docteur en Médecine de la faculté de Montpellier, qui a dreffé un journal exact du fuccés de Eaux de Bagnols dans plufieurs cas, de leur inutilité dans d'autres, & enfin de leurs mauvais effets dans plufieurs circonftances.

Le voifinage de Bagnols à Mende ou il exérce la Médecine dèpuis plus de vingt-cinq ans, le grand nombre de Malades qu'il y envoye, & les frequens Voyages qu'il y fait tous les ans, l'ont mis à portée d'en conftater fouvent les bons & les mauvais effets.

Après ces considérations Préliminaires, nous croyons utile de diviser notre Dissertation en trois Séctions principales ; dans la premiére nous exposerons ce que nous croyons le plus vraisemblable sur la nature de ces Eaux Thermales ; dans la seconde nous fairons connoitre les effets de nos Eaux & nous indiquerons les Maladies où elles peuvent convenir. Enfin dans la troisiéme nous désignerons les abus qu'on en fait, & nous finirons par donner quelques régles générales sur la maniére de se conduire avant, pendant, & après leur usage.

SECTION PREMIERE

DE LA NATURE DES EAUX DE BAGNOLS.

ARTICLE PREMIER

HISTOIRE SUCCINTE DE BAGNOLS.

BAGNOLS est le nom du Village où se trouve la Source Minérale que nous

nous proposons de faire connoitre. Ce Village situé à l'Orient & à deux lieues de Mende Capitale du Gévaudan, paroit avoir pris le nom de Bagnols á raison de ses Bains. Il est situé au bas d'une Montagne assés élevée, qui est elle-même une continuation d'une de plus hautes Montagnes du Gévaudan, qu'on appelle Louzere. Le sol de Bagnols est rempli de rochers d'une espèce d'Ardoise grossiere qui est rougeâtre & dans l'intérieur de laquelle on trouve d'assés grosses pièces de *quarts*.

C'est au bas de ce Village exposé à peu près au Nord, & bati en forme d'emphithéatre sur le penchant de la Montagne, que sort dans une Voute, l'Eau Minerale dont il est question. Le Lot qui prend sa source a quelque distance de Bagnols n'est éloigné de la source Thermale que de quelque pas. nous croyons inutile de faire ici la décription des différentes Voutes où coulent les Eaux, pour être disposées rélativement aux usages où l'on les destine. Il suffira de remarquer que la construction antique de ces Voutes, les fouilles faites en 1764 par l'ordre de Monsieur le Comte de Morangiés qui est

est Seigneur du Lieu, (a) la grandeur énorme des pierres qui servent à former les

---

(a) *Une occasion peut être unique dans l'espace de plusieurs siècles se présenta à mon Pere en 1764. pour voir l'endroit le plus profond où l'on à pu suivre l'Eau dans sa premiere sortie du fonds de la Montagne d'ou elle tire son Origine. Ce fut lorsque Monsieur le Comte de Morangiés qui est Seigneur de Bagnols l'y appella pour le consulter sur des Réparations essentielles qu'il vouloit faire pour rendre les Eaux pures & exemptes des matières hétérogenes qu'elles charioient & rendre plus commodes les appartemens destinés à l'Etuve & au Bain. Ce Seigneur aussi recommandable par l'étendüe de son genie & de ses connoissances, par son zéle pour tout ce qui peut être utile aux Hommes & à sa Patrie, que par sa haute Naissance & l'ancienneté de son illustre Maison, fit enlever un terrein immense qui s'étoit eboulé par les Laps des têms & qui avoit ecrasé les Arceaux & les Voutes pratiquées anciennement à la premiere Source des Eaux. On y trouva une Source abondante*

C

coupolles d'où sortent les Eaux & enfin la

---

de plus de trois pouces de Diametre qui sortoit au milieu d'un grand quarré de quatre Toises dont trois Faces étoient creusées dans le Roc. C'étoit sous une Coupole Octogone bâtie de pierres enormes & placées au milieu de ce quarré que se trouvoit la Source dont l'ouverture étoit garnie d'un Tuyau de plomb ou l'on voyoit encore les restes d'une Soupape de même Metal : le pavé soit de la Coupole soit du reste du quarré étoit d'un Mastic qui avoit deux pieds d'epaisseur & qui étoit si ferme que les marteaux les plus durs ne pouvoient y avoir aucune prise. La chaleur de l'Eau à son origine étoit la même que celle qu'elle à à l'Etuve. Ce grand quarre creuse à trois Faces dans le Roc avoit la quatriéme battie en Maçonnerie celle-ci separoit ce premier quarré d'une Voute longue au milieu de laquelle étoit placé un Acqueduc de pierre qui conduit l'Eau Minérale dans une Auge située derrière la muraille qui separe cette Voute des Etuves. Cette Auge est percée à ses deux extrêmités pour partager l'Eau aux deux Etuves.

nature & la qualité du mastic qui enduit les lieux ou doivent passer les Eaux avant de parvenir aux Voutes qui sont destinées à divers usages, ne laissent aucun lieu de douter que ces différends Reservoirs ne soyent très anciens & n'ayent été battis par les Romains.

Cette assertion qui pourroit paroitre hazardée reçoit une certitude assés grande si on considére que le Gévaudan étoit un Païs très connu de ces Maitres du monde puisqu'on trouve auprès d'un Village nommé Lanuejols qui n'est qu'à une lieu de Bagnols, un monument dont la structure & les ornements qui sont encore en assés bon état malgré les Laps du têms, portent la même empreinte de grandeur qui caracterise les monuments que l'on trouve encore à Nimes & autres divers endroits ou les Romains avoient habité.

ARTICLE SECOND

QUALITÉS SENSIBLES DES EAUX DE BAGNOLS.

CES Eaux sont très limpides. puisées à la Source elles déposent bientôt aux parois des Vaisseaux ou l'on les reçoit de bulles d'air qui s'en dégagent en assés grande quantité. On observe d'ailleurs qu'elles ne déposent aucun sédiment sensible au fonds & aux parois des Vaisseaux ou l'on les conserve, quelque têms que l'on les garde. On trouve pourtant dans les Aqueducs par où elles passent des espèces d'incrustations blanchâtres qui ont une odeur particulière. Si on réduit en poudre ces incrustations qui sont assés friables, & qu'on jette de cette poudre sur les charbons ardens, on sent une legere odeur de souffre qui brule. Il nous paroit pourtant que ces incrustations sont prèsque entièrement de nature calcaire.

Leur goût nause abonde est Analogue à celui des autres Eaux sulphureuses qui se trouvent en divers endroits du Royaume. quelque désagréable que paroisse ce goût aux personnes qui les goûtent pour la premiére fois on peut dire qu'on n'en à pas bû deux jours de suite qu'on les boit ensuite sans repugnance. Ce goût n'est point corrigé par le mélange du vin ; il paroit aucontraire qu'il est exalté par cette combinaison.

On ne sçauroit disconvenir que ces Eaux ont quelque chose d'onctueux au tact, comme si elles contenoient réellement une espèce de savon. Cela est si vrai, que les Habitans de Bagnols tirent parti de cette qualité savoneuse & qu'ils se servent de leur Eau Thermale pour laver non seulement les ustencilles de cuisine mais même le linge. Cette qualité onctueuse les rend encore singuliérement propres à adoucir & assouplir la peau.

Un Homme de distinction de ce Lieu qui avoit eu une luxation au doit ou il restoit toujours une contracture considérable ma assuré qu'il sentoit une plus grande liberté dans les mouvemens lorsqu'il avoit lavé ses mains avec l'Eau Thermale qu'avec l'Eau ordinaire quoique chaude au même degré.

Ces Eaux exhalent l'odeur d'Œuf couvé

ou mieux encore l'odeur des Œufs durcis qu'on ouvre tous chauds.

On peut encore la comparer assés exactement à l'odeur qu'exale une legère dissolution de Foye de souffre. On peut dire, s'il est permis de parler ainsi, que cette odeur est très peu fixe dans ces Eaux puisque la plus legere chaleur & le seul Contact de l'air libre peuvent la leur faire perdre entièrement dans l'èspace de quelques minutes Ces Eaux ont encore la propriété de brunir l'Argent par leur Contact & même par leur Vapeur seule : cette Couleur d'abord peu foncée devient successivement après un têms plus ou moins considérable rougeâtre, gorge de Pigeon, & enfin brune plombée & prèsque noire.

ARTICLE TROISIEME

EXPERIENCES FAITES SUR LES EAUX DE BAGNOLS.

APRES ces observations Préliminaires sur les Qualités sensibles de ces Eaux dont chacun peût s'assurer par les mêmes moyens, je vais rendre compte du resultat de quelques épreuves ou j'ai soumis ces Eaux, en les combinant avec divers réactifs. Quelque vantée que soit par certains Chimistes la Methode de connoitre les principes d'une Eau quelconque par la voye des mélanges, je ne craindrois point de dire avec quelques Auteurs Modernes qu'on doit regarder cette Methode comme insuffisante dans nombre de cas. Néanmoins je vais rapporter ce que quelques unes de ces épreuves m'ont mis à même d'observer.

Pour ne pas m'écarter dans les expériences que je voulois faire sur ces Eaux en les combinant avec divers Reactifs, je crus nécessaire de faire dans le même moment les mêmes mélanges avec l'Eau commune distillée, pour ne regarder comme Phénomenes étrangers & dépendants du caractere partilier des Eaux, que ceux ou je n'aurois pas occasion d'observer les mêmes Resultats.

Après cette courte reflexion, j'observerai que le mélange de liqueurs acides, soit Minérales comme esprit de Vitriol, de Nitre &c. soit Vegetales comme Vinaigre, suc de Citron &c. n'a pas produit d'autres Phenomes fur l'Eau de Bagnols que fur l'Eau commune.

D'après cette expérience on pourroit douter de l'exiftence d'un principe Sulphureux dans nos Eaux ; parce qu'on fait que les Acides ayant plus d'affinité avec les Alkalis que n'en à le fouffre, devroient précipiter celui-ci qui ne peut être diffous dans l'Eau que par l'intermède d'un Alkali ou d'une terre Calcaire & par conféquent fous l'état de Foye de foufre.

Mais qui peut affurer que le principe Sulphureux que contiennent les Eaux de Bagnols eft un vrai foufre compofé d'Acide Vitriolique & de Phlogiftique ?

D'ailleurs l'expérience fuivante nous paroit demontrer l'infuffifance des Acides pour deceler le foufre en le précipitant des diffolutions ou il eft contenu par l'intermède des Alkalis.

Ayant pris un gobelet d'Eau qui ne pouvoit manquer de contenir du foufre, puifque c'étoit une diffolution de quatre ou cinq grains de Foye de foufre fur neuf livres d'Eau, je verfai deffus goute à goute d'huile de Vitriol : je puis affurer que je n'aperçus pas la moindre trace de précipité. Il n'eft pas inutile

inutile de remarquer que cette dissolution de foye de souffre avoit une odeur & un goût presque semblable à l'odeur & au goût de l'Eau de Bagnols à sa source. Nous croyons que l'absence du précipité, tant dans nos Eaux que dans la dissolution de foye de souffre, tient à deux causes principales, 1°. à la quantité infiniment petite de souffre qui peut être précipitée dans l'un & dans l'autre cas; 2°. (& ceci ne regarde que les Eaux) à la grande volatilité de ce principe dans la dissolution particuliere & indéfinie qui constitue les Eaux de Bagnols.

L'huile de tartre par défaillance, ou pour parler plus correctement, la dissolution de l'alkali de tartre, versée sur l'Eau de Bagnols, n'a pas produit des phénomenes différents que lorsque je versois une égale quantité de cette solution sur une égale quantité d'eau commune.

La décoction de noix de gale mêlée avec cette eau, ne lui communique pas une couleur différente que celle qu'elle communique à l'eau la plus pure. Après cette épreuve, on ne sauroit soupçonner un principe ferrugineux dans nos Eaux, puisqu'on sait que les décoctions astringentes en général, sont la pierre de touche qui décélent le fer dans les Eaux minérales.

L'épreuve du Sirop violat ne m'a pas paru non plus décider la moindre chose. Nous observerons pourtant que la couleur bleue de ce Sirop paroît avoir pris une légere nuance verte qu'il n'a pas pris lorsque nous avons fait la même expérience avec l'eau ordinaire.

Dans un verre où il y avoit une dissolution de sel ou sucre de Saturne, j'ai ajouté une certaine quantité d'Eau minérale ; le précipité qui s'est déposé après un certain temps, m'a paru avoir une légere teinte jaunâtre. Je soupçonne que cette nuance auroit été plus sensible, si le verre fermé hermétiquement n'eût pas permis au principe volatil de se dissiper sur le champ.

Je pourrois ajouter à toutes ces expériences peu concluantes, un grand nombre d'autres adoptées par quelques Chymistes, que j'ai répétées avec le plus grand soin. Le peu de jour qu'elles pourroient répandre sur cette matiere nous engage à passer tout de suite aux résultats de l'évaporation de ces Eaux.

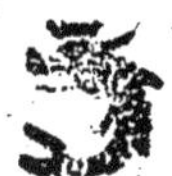

ARTICLE QUATRIEME.

ÉVAPORATION DES EAUX

DE BAGNOLS.

D'APRES ce qu'on a déja écrit sur les différentes manieres d'analyser les Eaux minérales, il paroît qu'on ne doit point être en doute sur celle qui mérite la préférence. C'est de la méthode de M. Boulduc dont je prétends parler. L'ordre, la clarté & la marche d'une véritable analyse se montrerent, pour la premiere fois, dans la méthode lumineuse que proposa ce célebre Chymiste.

Cette méthode adoptée par les plus grands *Analyseurs* d'Eaux minérales, consiste à prendre une certaine quantité de l'Eau minérale qu'on se propose d'analyser, & à en séparer les matieres à mesure qu'elles se présentent dans l'évaporation.

Pour exécuter, suivant cette méthode, l'analyse des Eaux de Bagnols, je choisis une grande terrine bien vernissée, n'ayant pu me procurer des capſules de verre qui fuſſent aſſez grandes, je l'ajuſtai ſur un fourneau, & j'y verſai 24 livres d'Eau de Bagnols qui avoit été puiſée la veille, & qui m'étoit parvenue à Mende, où je faiſois cette expérience, dans deux bouteilles fermées avec la plus grande précaution.

J'avois à peine communiqué à l'Eau que je voulois faire évaporer, une chaleur égale à celle du trentieme degré du Thermometre de Réaumur, que j'obſervai une aſſez grande quantité de bulles d'air qui venoient ſe dépoſer à la ſurface de l'eau, & qui ſe diſſipoient en très-peu de temps.

J'eus la précaution de ne pas pouſſer trop le feu, pour ne pas communiquer à l'eau que j'évaporois le degré de chaleur de l'eau bouillante; précaution qui rendit l'opération très longue, puiſqu'après trente heures, il ne me fut pas poſſible d'obſerver la moindre pellicule, ni la moindre criſtalliſation. La couleur lixivielle devenoit pourtant de plus en plus conſidérable. Je retirai la capſule de deſſus le feu pour la laiſſer réfroidir & me convaincre ſi les matieres contenues dans ces eaux n'étoit point quelque ſel de la nature de ceux qui ne ſe criſtalliſent que par le réfroidiſſement; mais cette peine fut inutile, je fus obligé de remettre la terrine sur le fourneau pour continuer encore l'évaporation. Il ne restoit guere plus d'une demi-livre d'Eau minérale lorsque j'apperçus que les endroits de la terrine qu'abandonnoit l'eau, à mesure qu'elle s'évaporoit, étoient incrustés d'une espece de matiere blanchâtre, sans observer néanmoins la moindre pellicule sur la surface du vase. Je retirai encore le vaisseau de dessus le feu pour tenter une seconde fois si le réfroidissement n'aideroit point la cristallisation ou la précipitation de quelque sel; mais cette épreuve ne me réussit pas mieux que la premiere. Je fus obligé de remettre la terrine sur le feu pour continuer l'évaporation à un feu très-doux, alors je vis au fond de la terrine une matiere blanchâtre disposée par lames, qui étoit singuliérement adhérente aux parois du vase. Cette matiere pesa une drachme moins quelques grains.

Mon pere avoit tenté en 1750, l'analyse de ces mêmes Eaux par les mêmes moyens, & avec les mêmes précautions. La quantité de résidu fut plus considérable. Mais cette augmentation de poids ne vient peut-être que de l'humidité de l'air dont s'étoit emparée cette substance, lorsque mon pere la pesa un an après l'évaporation.

Il y a grande apparence que les résultats auroient été les mêmes, si mon pere eut pesé le produit de son évaporation dans les mêmes circonstances que je l'ai fait ; c'est-à-dire, dès l'évaporation faite.

C'est cette différence dans les résultats qui m'engagea à prier une personne de me faire évaporer, sur les lieux, une certaine quantité d'Eau minérale avec les précautions que je lui indiquai. Le produit de cette évaporation différa très-peu du mien, puisque 60 livres ne donnerent que deux drachmes & demi de résidu.

ARTICLE CINQUIEME.

Résultats de toutes ces Expériences.

D'APRES ce qui a été dit sur les qualités sensibles des Eaux de Bagnols, d'aprés les expériences faites par leur combinaison avec diverses substances, & enfin d'après l'évaporation, on peut conclurre qu'il existe dans ces Eaux les principes suivans.

1°. Un principe sulphureux, volatil, incoercible, qui est très-peu fixe dans nos Eaux. Le goût, l'odeur de ces Eaux, le changement de couleur des métaux blancs qui sont exposés à leur vapeur, nous décelent ce principe dont la nature ne nous est connue jusqu'ici que par ses effets. Est-ce un vrai souffre extrêmement subtil, ou comme le pense un Auteur moderne, n'est-ce qu'un principe de ce mixte qu'on appelle phlogistique? Ce principe vient-il toujours de la décomposition du souffre? Il nous manque encore un si grand nombre de connoissances sur ces objets, que nous ne rougirons point d'avouer notre insuffisance pour dévoiler la nature de ce principe très-actif qui n'en existe pas moins, & duquel dépendent en grande partie les vertus médicinales de ces Eaux.

2°. Les Eaux de Bagnols contiennent une petite quantité d'air surabondant, par conséquent capable de jouir de son élasticité, & différent de l'air ordinaire que contiennent les Eaux les plus pures. Plusieurs faits nous ont convaincu de son existence. La plus légere chaleur & quelques petites secousses, suffisent pour le manifester & le dégager de ses entraves. L'air au contraire qui est contenu dans les Eaux ordinaires, ne peut être dégagé que par le secours de la machine pneumatique.

Nous avons déja remarqué que cet air surabondant n'est pas en grande quantité dans ces Eaux. C'est cette raison qui nous a paru rendre difficile l'évaluation de ce principe spiritueux, pour connoître sa proportion respective avec les autres principes, & qui nous a empêché de la chercher par les moyens connus.

Outre ces deux principes, les Eaux de Bagnols contiennent encore un principe *salino-terreux* que nous avons obtenu par l'évaporation. Il paroît d'après les différens résultats, qu'on peut regarder chaque livre d'Eau de Bagnols comme chargée d'environ deux grains & demi de ce produit de l'évaporation. Mais quelle est la nature de ce résidu ? Est-il de nature saline ou terreuse ? Est-ce un véritable sel neutre ou bien un vrai sel alkali ? Quelques expériences que j'ai faites sur cette matiere, semblent assez bien prouver que la plus grande partie de ce résidu est de nature alkaline, & que la plus petite quantité n'est autre chose que de terre absorbante de la nature de celle qui constitue, par son union avec l'acide marin, un sel marin à base terreuse qui n'est pas susceptible de cristallisation.

On ne peut douter que la plus grande partie de

C'est principalement dans les maladies de poitrine où une lymphe épaisse ou visqueuse embourbe les glandes bronchiques, où l'on observe des effets surprenants de la boisson de ces Eaux : on y voit tous les ans des rhumes opiniâtres, non-seulement guéris par ce secours, mais on observe encore que ceux qui sont sujets à avoir des rhumes tous les hivers, y acquierent une disposition qui les empêche de les contracter, ou qui les leur rend plus rares & plus légers.

Observation.

Mon Grand-Pere paternel âgé d'environ 36 ans, étoit sujet à des rhumes opiniâtres qui lui duroient les six mois & le fatiguoient cruellement par une toux des plus violentes qui lui faisoit craindre une maladie de langueur ; il fut à Bagnols pour boire les Eaux dont il prenoit seulement quatre ou cinq verres le matin, mais dont il usoit ensuite tout le reste de la journée pour boisson ordinaire. Ce remede lui réussit si bien, que depuis cette époque il n'a presque plus eu de rhumes, & qu'il jouit encore de la meilleure santé à l'âge de 82 ans.

Les personnes sujettes à l'asthme humide, dont la difficulté de respirer est accompagnée d'une expectoration visqueuse & abondante qui les foulage, & chez qui ces symptômes sont principalement augmentés & renouvellés par les froids de l'hiver & dans les temps humides, trouvent souvent dans la boisson de nos Eaux une entiere guérison lorsque leur maladie n'est pas bien ancienne, & une diminution & un soulagement notable quelqu'anciens que soient leurs maux.

L'asthme sec qui doit son origine à une affection nerveuse ou à la sécheresse & la délicatesse des vésicules pulmonaires qui sont d'un tissu trop sensible & trop irritable, n'en éprouve pas des effets si marqués & n'est pas guéri radicalement par la boisson de nos Eaux comme l'asthme humide. Les personnes qui les ont prises pour cette maladie en ont pourtant éprouvé quelque soulagement, sur-tout lorsqu'ils tempéroient la vivacité des Eaux par le mélange d'un quart ou d'un cinquieme de laît de vache. (*a*)

(a) *On doit modifier la dose du laît respectivement à celle des Eaux, suivant qu'on a en vue d'humecter & d'adoucir cette tension des solides ou bien de diviser & atténuer les embarras lymphatiques qui se trouvent compliqués avec cette cause; ainsi dans le principe du traitement de l'asthme sec, le laît doit être à plus forte dose qu'en di-*

On recommande encore outre la boiſſon aux perſonnes qui ſont ſujettes à l'aſthme ſec, d'aller humer la vapeur qui s'éleve continuellement des Eaux à la ſource, & ſur-tout dans les voûtes où l'on la ramaſſe pour le bain. Cette vapeur portée par les voies de la reſpiration juſques dans les dernieres extrêmités des tuyaux bronchiques, relâche & aſſouplit les ſolides trop tendus dans certains points & rétablit la ſéroſité néceſſaire pour le jeu de cet organe dont le mouvement eſt ſi eſſentiel à la vie. Mais on doit bien faire attention à ne pas prendre le change, & de ne pas prendre l'aſthme humide pour celui-ci qui en differe eſſentiellement. Quel mal ne feroit-on pas dans le premier cas en employant les Eaux de cette façon ? On aggraveroit néceſſairement la cauſe du mal en diminuant la force phyſique du poulmon qu'il eſt néceſſaire d'exalter pour procurer l'évacuation des matieres lentes qui y ſéjournent. On n'aura pas de peine à ſe perſuader le mal que feroit cette vapeur, ſi on obſerve

---

minuera enſuite peu-à-peu pour augmenter celle des Eaux qui ſont ſeules capables de détruire les embarras qui ſont quelquefois la cauſe & le plus ſouvent la ſuite de ces ſécheresſes.

que toutes les personnes qui la vont humer par préjugé, contractent des rhumes & des enroueures qui seroient peut-être longs & sérieux si la boisson des Eaux dont elles usent en même-temps n'y remédioit promptement en rétablissant le ton des bronches trop relâchées par cette vapeur, & susceptibles par cette raison de l'impression que l'air le moins froid peut ensuite y faire en supprimant la transpiration pulmonaire qu'on sait être considérable.

L'on doit par conséquent être très réservé à conseiller cette vapeur, & bien distinguer les cas où la sécheresse & la tension du poulmon l'exigent, de ceux où l'épaississement des humeurs & l'atonie des solides la contr'indiquent, & dans lesquels elle seroit certainement très-dangereuse. (*a*)

La vertu singuliere de la boisson de nos Eaux dans les enroueures & les extinctions de voix,

---

(a) *Je crois qu'on pourroit tirer parti de cette vapeur non-seulement dans ce cas-ci, mais même encore dans d'autres maladies qui reconnoissent pour cause l'aridité & la crispation des solides, & le manque de sérosité lubrefiante. L'enroueure, les toux seches qui reconnoissent une pareille cause en seroient certainement soulagés.*

mérite d'être remarquée & nous engage à choisir les observations suivantes parmi un très-grand nombre d'analogues.

Premiere Observation.

Madame de Galy, Religieuse de l'Abbaye de la Falque en Rouergue, âgée d'environ 35 ans, vint à Bagnols en 1754 pour une extinction totale de voix qu'elle avoit depuis six ans, & qui étoit accompagnée d'une toux seche, d'oppression & d'une expectoration tantôt puriforme & tantôt sanguinolente. Elle avoit rendu à plusieurs reprises des vomiques. Cette Dame que personne ne pouvoit entendre & qui étoit obligée de parler par signes, eut à peine pris les Eaux pendant cinq jours qu'elle se fit entendre parfaitement. Elle y resta néanmoins quelques jours de plus & s'en retourna guérie non-seulement de l'extinction de voix, mais même encore des accidents qui accompagnoient cette maladie.

Mon Pere fut encore consulté il y a deux ans par la même Dame, à laquelle les mêmes accidents étoient revenus depuis dix ou onze mois, en ayant été exempte pendant les dix-huit années d'intervalle; un rhume violent qui la fatigua beaucoup & qui avoit abouti à lui procurer quelques crachats sanguinolents, & même à produire quelque suppuration dans quelque ancienne cicatrice des vomiques, avoit enfin dégénéré en une extinction de voix aussi forte que la premiere. Mon Pere ne balança point à lui proposer la boisson de nos Eaux qui avoient eue tant de succès la premiere fois, & effectivement elle n'en eut pas pris trois jours que la voix lui revint, que la toux cessa & que les crachats furent louables & naturels. Cette Dame s'en retourna en très-bonne santé après avoir pris encore huit à dix jours les Eaux, & ce bon état s'est soutenu jusqu'à présent.

Seconde Observation.

M. l'Abbé le Maitre, Chanoine de Mende, étoit atteint d'une extinction totale de voix uniquement par sécheresse de poitrine, d'ailleurs sans toux ni oppression : nombre de bouillons & autres remedes bechiques qu'il avoit pris ne lui ayant procuré aucun soulagement, il fit porter les Eaux de Bagnols à Mende pour les prendre de la maniere ordinaire. Il les prit avec tant de succès, que non-seulement il fut entiérement guéri, mais que sa voix devint plus forte & que cette indisposition ne lui est plus survenue.

Troisieme Observation.

Ma Grand-Mere maternelle dont la poitrine étoit naturellement délicate, fut atteinte peu de temps après être relevée de couches, d'une toux fréquente avec une petite fievre, & perte d'appétit & extinction de voix. Les adoucissants, les laitages & autres bechiques incrassants n'ayant produit aucun effet, on lui conseilla les Eaux de Bagnols qu'on fit transporter à Mende & qui la guérirent radicalement en très-peu de temps.

Quatrieme Observation.

Mademoiselle de la Bretoigne de Saugues, sœur de M. de la Bretoigne de la Valette, Médecin de cette Ville, Dame de l'Union à Mende, étoit atteinte d'une sécheresse de poitrine & d'une aphonie totale. Les bechique les plus appropriés, le laît de vache, d'ânesse furent mis en usage sans aucun succès; l'air natal qu'elle fut prendre ne réussit pas mieux. Enfin envoyée à Bagnols pour y boire les Eaux, elle y recouvra la parole & une parfaite santé.

Il est encore d'autres maladies chroniques de la poitrine où la boisson des Eaux de Bagnols est très-salutaire. Une observation constante prouve tous les jours leur bon effet chez les personnes qui, ayant été tourmentées pendant long-temps d'une toux forte & opiniâtre, ont rendu par les crachats des vomiques & des abcès.

Ceux qui à la suite d'une oppression violente & des douleurs de poitrine rendent des crachats purulents, qui sont la suite de la suppuration de quelque tubercule, trouvent aussi dans ces Eaux prises intérieurement un remede salutaire qui déterge non-seulement l'ulcere, mais qui divise & résout les obstructions lymphatiques du poulmon qui donnent souvent lieu à des phlogoses partielles de ce viscere, phlogoses qui se terminent par la suppuration qui faisant des progrès d'un jour à l'autre, conduit enfin les malades au dernier degré de phthisie & à une mort certaine.

Premiere Observation.

M. le Comte de Morangiés, Maréchal des camps & armées du Roi, étoit tourmenté depuis long-temps d'une toux opiniâtre accompagnée de temps en temps d'une expectoration sanguinolente & puriforme & d'une oppression notable; nombre de bons secours qu'il avoit mis en usage à Paris, à Toulouse & ailleurs, n'avoient pu l'en guérir & ne lui avoient procuré qu'un léger soulagement. Les Eaux de Bagnols prises à petite dose, mais continuées pendant quelque temps, furent

furent pour lui un remede souverain en 1762. Au bout de trois ou quatre ans, ce Seigneur ayant encore eu quelque menace de son indisposition, revint aux Eaux qui lui avoient si bien réussi la premiere fois & qui ne lui furent pas moins salutaires à cette seconde reprise, puisqu'il y recouvra une parfaite santé dont il a joui depuis cette époque.

Seconde Observation.

M. Constand, habile Chirurgien du Malzieu, avoit été sujet à des rhumes violents & à une toux opiniâtre qui étoit quelquefois suivie de quelques crachats légerement sanglants. Il fut atteint d'une vomique du poulmon qui le réduisit à l'extrêmité; la rupture se fit du côté des bronches, & il rendit pendant long-temps des crachats purulents. L'usage des bechiques, des vulnéraires & des laitages, firent à la fin cicatriser l'ulcere qui résulta de la rupture de la vomique; mais les anciens accidens se soutinrent toujours, & il étoit sujet de temps en temps à une toux violente qui lui occasionoit de grandes douleurs aux côtés & aux épaules & produisoit souvent des crachats sanguinolents. La boisson des Eaux qu'il but à deux différentes reprises dans la même année le guérit radicalement, &

depuis ce temps il jouit de la santé la mieux établie.

Je ne finirois point si je voulois rapporter ici toutes les Observations analogues sur l'utilité de nos Eaux; j'observerai seulement que quelque salutaire qu'ait été leur usage dans certaines maladies chroniques de la poitrine & même dans certains cas de phthisie, on ne doit point y envoyer sans distinction tous les poitrinaires. On verra dans notre troisieme partie leur abus & leur danger dans ces maladies où une pratique peu éclairée sur le carractere de la maladie, & plus souvent encore l'ignorance absolue des effets de nos Eaux, ne conduit que trop souvent de malades pour en être les tristes victimes.

On ordonne encore avec succès nos Eaux aux personnes qui ont été atteintes de fievre intermittente, pour en mieux assurer la guérison & en prévenir le retour, quand on a arrêté les accès par le secours des fébrifuges. Leur vertu fondante & stomachique en fait voir la raison.

On a encore vu souvent réussir nos Eaux dans les affections vaporeuses des deux sexes, soit en boisson, soit en bain. Mais dans ce dernier cas, il convient de faire prendre le bain dans une cuve pour pouvoir y mêler un quart d'eau de riviere, soit pour diminuer la chaleur des Eaux & rendre par-là le bain plus tempéré, soit pour en diminuer l'activité.

ARTICLE SECOND.

De l'usage extérieur des Eaux de Bagnols.

Je comprendrai dans cet article les Observations sur les bons effets de ces Eaux employées en bain, en douche & en vapeur, ce qu'on appelle ordinairement étuve.

Tout le monde sait que ce n'est pas seulement en boisson qu'on emploie nos Eaux thermales. Leur usage extérieur beaucoup plus ancien que celui qu'on en fait intérieurement, est en effet très-recommandable & de la plus grande utilité dans plusieurs maladies rebelles où les autres secours de l'art ont été employés sans succès. On ne sauroit en être surpris, si on considere leur douce température dont j'ai montré ailleurs l'analogie avec celle de notre corps, & si on fait attention aux effets sensibles de l'usage extérieur de ces Eaux.

Les Observations que je pourrois citer sur l'utilité des bains, des douches & des étuves de

Bagnols, sont trop multipliées pour qu'il me soit permis de les rapporter indistinctement dans cette Dissertation ; je me contenterai donc d'indiquer les plus frappantes qui suffiront pour éclairer les Médecins sur l'usage de nos Eaux dans les maladies analogues, en observant pourtant avec *Celse* que les mêmes remedes ne conviennent point à tous les malades. (*a*)

On peut dire que les bains & les douches de Bagnols conviennent en général dans les paralysies. On a vu plusieurs fois l'utilité de ces remedes contre cette maladie quoiqu'elle fût la suite d'une attaque d'apoplexie, & qu'elle fût accompagnée de l'atrophie des membres paralysés.

Premiere Observation.

On se souvient encore à Mende de l'Observation de M. Vincents, Notaire, qui resta hémiplegique à la suite d'une attaque d'apoplexie. Il fut transporté à Bagnols comme un automate sur un brancard pour y être baigné & douché pendant une douzaine de jours. L'effet de ces

(a) *Illud ignorari non opportet quod non omnibus ægris eadem auxilia conveniant.* Lib. I.

remedes fut si sensible, qu'on voyoit la sensibilité & la mobilité des membres affectés revenir miraculeusement d'un jour à l'autre, & qu'il fut en état de revenir à Mende à cheval jouissant d'une très-bonne santé qui s'est soutenue jusqu'à un âge très-avancé, puisqu'il est mort d'une fievre maligne en 1764, âgé de 83 ans, 32 ans après cette attaque.

Seconde Observation.

Madame Laffont, de Maruejols, déclinoit d'un jour à l'autre, & l'on s'appercevoit qu'elle perdoit si sensiblement ses facultés corporelles & intellectuelles, qu'elle avoit peine à se tenir dans un fauteuil où l'on la plaçoit comme une machine. Les secours les plus efficaces de l'art administrés avec autant de délicatesse que de science par M. Rochevalier, célebre Médecin de Maruejols, & digne de la haute réputation dont il jouissoit, n'avoient pu arrêter les progrès sensibles que faisoit cette maladie d'un jour à l'autre. M. son Fils, Syndic du Gévaudan, dont il mérite la reconnoissance par les peines & les soins qu'il se donne pour tout ce qui peut contribuer à l'utilité publique & qui jouit de la considération la mieux méritée auprès de tout ce qu'il y a de plus respectable dans la Province, pria mon Pere d'aller à Maruejols pour consulter avec M. Rochevalier sur cette maladie dont les progrès sensibles annonçoient le danger le plus prochain. Mon Pere proposa les remedes de Bagnols que l'inutilité des autres secours fit agréer à M. Rochevalier. Madame Laffont est portée à Bagnols dans une litiere pour y prendre les bains & les douches sous l'inspection d'un Chirurgien habile qui l'y accompagna. Ces secours furent si puissants, que cette Dame eût été en état de revenir à cheval une douzaine de jours après.

Troisieme Observation.

M. de Masbreton, Gentilhomme des Sevennes, amena à Bagnols en 1765, un Enfant de 12 à 14 ans perclus depuis les reins en bas. Cette paralysie qui étoit la suite d'une fievre maligne dont il avoit été atteint deux ans auparavant, l'obligeoit de rester toujours couché, les reins & les jambes ne pouvant le soutenir : ces parties étoient atrophiées ; l'épiderme en étoit sec, terne & ridé.

Mon Pere qui avoit été appellé à Bagnols par M. le Vicomte de Narbonne, conseilla de faire prendre à cet Enfant deux fois le jour les bains & la douche sur la moëlle de l'épine, &

sur-tout aux vertebres lombaires. Le troisieme jour il sentit ses forces sensiblement augmentées ; le cinquieme il se redressa & se soutint sur ses jambes ; le dixieme il fut en état de marcher & presqu'en état de s'en retourner à pied : cependant le Gentilhomme charitable qui l'avoit amené couché dans une espece de corbeille derriere sa voiture, le ramena derriere la même voiture où il se tint de bout pendant une bonne partie du chemin. M. le Vicomte de Narbonne & une infinité de gens de la plus haute distinction qui se trouvoient alors à Bagnols, furent témoins de cette guérison merveilleuse & si prompte. Cette cure s'est parfaitement soutenue, & les informations qu'on a faites sur l'état de cet Enfant, ont appris qu'il a joui depuis d'une bonne santé & qu'il a atteint la taille, les forces & la corpulence d'un adulte vigoureux & robuste.

Quatrieme Observation.

Mademoiselle Chapel, de Maruejols, âgée d'environ 12 ans, à la suite d'une maladie chronique produite par des obstructions dans tous les visceres du bas ventre, tomba dans l'anasarque que M. Rochevalier traita avec son intelligence ordinaire ; mais une partie des sérosités se jetta sur la moëlle épiniere par une métastase funeste & produisit une paralysie incomplette des extrêmités inférieures qui intercepta les mouvements musculaires des reins, des cuisses & des jambes. La jeune malade fut portée dans cet état à Bagnols, où les étuves & la douche appliquée principalement sur la région lombaire, furent employées avec tant de succès pendant une douzaine de jours de suite, qu'elle en revint parfaitement guérie.

Cinquieme Observation.

Madame sa Mere, âgée de plus de 60 ans, fut guérie par la douche & les étuves d'une hémiplagie commençante annoncée par une foiblesse de tout le côté gauche, & par la contorsion de sa bouche du côté opposé.

Sixieme Observation.

La Femme de Mazaudier, Chaudronnier de Mende, âgée d'environ 25 ou 26 ans, & dans le quatrieme mois de sa grossesse, fut atteinte en 1758, d'une hémiplagie de tout le côté droit, la bouche étoit tordue du côté opposé, la langue étoit si affectée, qu'elle ne pouvoit que balbutier; elle traînoit la jambe du même côté, & le bras étoit absolument immobile. On eut recours aux secours usités en pareille circonstance; mais leur inutilité

Les Eaux de Bagnols prises intérieurement, ferrent le ventre; elles passent par les urines en proportion de la quantité qu'on en boit; incisives & fondantes, elles atténuent, divisent, rendent mobiles les matieres glaireuses qui séjournent dans les premieres voies; échauffantes jusqu'à un certain point, elles accélerent la circulation du sang, augmentent la transpiration & l'appétit, excitent en quelque façon une légere fievre artificielle qui met en mouvement & dispose à l'évacuation les matieres lentes & tenaces qui engorgent différents couloirs de notre corps; elles provoquent les évacuations périodiques du sexe, facilitent l'expectoration, détergent les ulceres & en procurent la cicatrice par leur qualité vulnéraire, &c.

D'après ces effets sensibles que les Eaux de Bagnols produisent, on n'est point en peine d'expliquer leurs vertus déja observées contre un grand nombre de maladies; on a même lieu de croire qu'il se trouve un grand nombre de cas dans la pratique de la Médecine où l'on n'a pas encore étendu l'usage de ces Eaux, dans lesquels elles ne pourroient qu'être très-salutaires, ce qui est d'ailleurs annoncé par leur analogie avec d'autres Eaux sulphureuses.

On voit tous les jours la boisson de ces Eaux remédier à des vomissements habituels, à des dégoûts opiniâtres & à des coliques d'estomac.

Premiere Observation.

Une de mes Tantes, Religieuse Ursuline de la Communauté de Mende, étoit tout à la fois tourmentée depuis long-temps de ces trois symptômes à la suite des pâles couleurs; on avoit mis en usage tous les secours de l'art pour l'en délivrer; les stomachiques, les amers, les adoucissants, le laît d'ânesse ne lui avoient jamais procuré le plus petit soulagement: on fit porter à Mende quelques bouteilles d'Eau de Bagnols pour lui en faire sa boisson ordinaire; ces Eaux passerent le mieux du monde, elle fut en état après trois ou quatre jours de pouvoir en prendre à la fois trois verres le matin à jeûn: elle les continua à assez petite dose pendant un mois, l'appétit revint, l'estomac fit ses fonctions & supporta tous les bons aliments, elle reprit son embonpoint & ses forces. l'Automne d'après mon Grand-Pere la conduisit à Bagnols pour y prendre les Eaux. Elle en revint parfaitement guérie & en état de reprenpre les fonctions pénibles de la Communauté.

Seconde Observation.

Madame Lamorier de Montpellier, atteinte très-souvent de violentes coliques d'estomac, après avoir épuisé les ressources des Médecins si célebres de cette Faculté que l'Europe regarde depuis plusieurs siecles comme dépositaire de la pratique la plus sûre & la plus heureuse, vint à Bagnols par le conseil du célebre M. Chaptal pour y boire les Eaux & éprouver leur utilité contre une maladie dont les paroxismes étoient si terribles. A peine les eut-elle prises quelques jours qu'elle en fut entiérement délivrée, quoiqu'elle se relâchât assez sur le régime, & ce bon état s'est très-bien soutenu.

C'est sur-tout dans les innapétances & les dégoûts opiniâtres sans fievre où cette boisson est si salutaire. Leur action consiste alors à diviser les matieres lentes qui, tapissant la membrane veloutée de l'estomac, en émoussent la sensibilité & détruisent par-là la sensation de la faim. Une fois que cette habitude que j'oserois appeller catarrheuse a été détruite, & que l'estomac n'est plus empâté de ces humeurs lentes, les malades sont surpris d'attendre avec impatience l'heure des repas, d'y manger ensuite avec goût, & de ne pas se sentir incommodés de la nourriture abondante qu'ils y prennent.

On doit s'assurer par les signes suivants si c'est à cette habitude catarrheuse de l'estomac que doivent leur origine les dérangements de ce viscere important à toute l'économie animale ; une infinité d'autres causes qu'on aigriroit par la boisson de ces Eaux peuvent donner lieu aux mêmes accidents ; mais on sera certain que c'est à celle-là qu'on peut les attribuer, si le dégoût est survenu peu-à-peu sans qu'il ait été précédé de quelque maladie & sans être accompagné des signes qui annoncent le séjour des matieres corrompues dans ce viscere, si le malade se sent toujours l'estomac plein comme s'il venoit de manger, s'il rend les aliments comme il les a pris long-temps après avoir mangé, & s'il les rend mêlés avec des matieres glaireuses & sans goût.

Ce n'est pas-là la seule maladie des premieres voies où l'on ait vu de bons effets de la boisson de ces Eaux ; on les emploie encore avec beaucoup de succès dans les diarrhées anciennes où tous les autres remedes n'ont rien fait. Mais si l'usage de ces Eaux est très-salutaire lorsque les diarrhées sont occasionnées par l'inertie des liqueurs digestives, par l'amas des glaires qui tapissent les premieres voies, & par l'atonie de l'estomac & des intestins, elles feront aussi le plus grand mal s'il y a fievre, si les vaisseaux sont trop distendus, si la diarrhée est accompagnée d'irritation & de tenesme, s'il y a quelque symptôme dissenterique, &c.

Les Eaux de Bagnols joignent à l'avantage d'être incisives & stomachiques, celui de ne pas nuire à la poitrine, comme le font tous les incisifs & stomachiques ordinaires qu'on ne peut employer sans danger chez les personnes qui ont la poitrine délicate, & qui sont sujets de temps en temps à des toux, des extinctions de voix, des sécheresses de poitrine, &c. Leur boisson sera au contraire d'autant plus utile, qu'elle remplira l'une & l'autre indication & remédiera aux deux maladies en même-temps.

Certains vices de l'évacuation menstruelle trouvent aussi dans la boisson de nos Eaux, surtout lorsqu'on y joint le demi bain, un emménagogue admirable. Cette vertu est si constante & si marquée, qu'il est peu des personnes du sexe qui ne l'éprouvent. La boisson de ces Eaux en avance constamment le retour, & mon Pere n'a jamais été à Bagnols qu'il n'y ait été consulté par nombres de femmes ou filles surprises de cet accident auquel elles ne s'attendoient pas, ayant pris leur temps pour que leurs remedes ne fussent pas troublés par une pareille crise. On peut être assuré qu'on rétablira par leur boisson cette évacuation essentielle quand elle tarde trop à paroître chez les jeunes filles, & qu'on la rétablira quand elle a été supprimée par un froid aux pieds, par une révolution, par de pâles couleurs, par l'atonie des solides & l'épaississement des humeurs.

C'est aussi cette vertu emménagogue qui les a rendues si célebres contre la stérilité. Leurs succès sont constatés par de nombreuses observations contre celle qui dépend de la suppression totale des regles, de leur trop petite quantité & de leur rareté; & parmi le grand nombre de femmes qui y ont eue recours avec succès pour devenir meres, je n'en citerai que trois.

Premiere Observation.

Madame la Marquise de C**, mariée depuis deux ans, sans espoir de perpétuer l'ancienne & illustre Maison où elle étoit entrée, vint à Bagnols, où la boisson des Eaux & les bains qu'elle y prit produisirent l'effet desiré en mettant l'évacuation périodique au point où elle doit être, & en procurant à la matrice la souplesse qui manquoit à ses fibres, soit pour donner issue au sang menstruel d'une maniere convenable, soit pour la disposer par-là aux fonctions auxquelles la nature l'a destinée.

Seconde Observation.

Madame T**, mariée depuis huit ans, qui quoique réglée parfaitement n'avoit pas donné le moindre espoir de fécondité par rapport à une foiblesse qu'elle avoit à la région lombaire dont la matrice & les ligaments se ressentoient, éprouva l'efficacité des Eaux en pareille circonstance. Leur boisson, & sur-tout les bains & les douches qu'elle y prit pendant plus de trois semaines avec la modération que de tels remedes exigent, opérerent si bien l'effet desiré, qu'elle devint grosse peu de jours après son retour des Eaux. Cette grossesse qui fut très-heureuse, a été suivie de plusieurs autres qui ont rendu cette Dame mere de plusieurs enfants sains & robustes. On joignoit encore à tous ces secours l'application des boues en guise de cataplasme sur la partie foible.

Troisieme Observation.

Madame B**. vint par les conseils d'un célebre Médecin à Bagnols, pour y trouver des secours contre un dégoût ancien, des pesanteurs d'estomac, & une stérilité de sept ans, étant mariée depuis cette époque sans avoir fait encore aucun enfant. La cause de cette derniere maladie devoit être rapportée à une rigidité des fibres de la matrice & à la petite quantité de l'évacuation périodique qui en résultoit, évacuation qui ne revenoit que de deux en deux ou de trois en trois mois, la boisson des Eaux & les bains qu'elle prit pendant un mois remédierent à toutes ces causes; l'appétit revint, l'estomac fit bien ses fonctions, les pesanteurs passerent, les regles parurent depuis cette époque chaque mois, la stérilité cessa, & elle accoucha enfin très-heureusement d'une fille très-bien portante.

Les Eaux de Bagnols ont été aussi fort vantées & fort employées depuis un demi siecle, d'après les belles cures qu'elles ont opérées dans certaines maladies de la poitrine. Comme il n'est pas indifférent de les prendre indistinctement dans toutes les maladies de cette cavité, & qu'il est essentiel de faire le discernement le plus fin & le plus exact pour bien distinguer le cas des maladies de poitrine où elles conviennent de ceux où l'on ne pourroit les prendre sans danger, je vais m'attacher à exposer avec clarté le cas où cette boisson sera salutaire, me réservant d'indiquer ceux où l'on doit la défendre dans la troisieme partie de cette Dissertation.

C'est

de ce résidu ne soit d'une nature alkaline; son goût âcre & lixiviel le manifeste assez. L'effervescence qui s'excite par la combinaison de ce résidu avec les acides, & la couleur verte que prend le Sirop violat, seroient des preuves plus équivoques, puisque le premier phénomene pourroit également avoir lieu, si le résidu étoit une pure terre absorbante ou un sel marin à base alkaline ou terreuse. Mais pour obvier à ces erreurs & rendre ces preuves non équivoques, je fis dissoudre le résidu dans de l'eau distillée, je le filtrai, & il resta sur le papier une petite quantité d'une substance qui ne paroissoit pas dissoluble dans l'eau. La dissolution filtrée fit encore effervescence, non-seulement avec l'acide vitriolique, mais même encore avec l'acide marin: en outre, pendant l'effervescence qui eut lieu lorsque je combinai cette dissolution avec l'acide vitriolique, il ne s'éleva aucune vapeur qui m'annonçât la présence de l'acide marin. Ce qui n'auroit pas manqué d'arriver si le résidu étoit ou du sel marin ordinaire, ou du sel marin à base terreuse, à raison de la plus grande affinité qu'a l'acide vitriolique avec la base alkaline ou terreuse de ce sel, que n'en a l'acide marin qui doit par conséquent lui céder sa place.

Enfin nous pouvons ajouter que ce résidu combiné à l'acide vitriolique, nous a donné un sel qui différoit très-peu du sel de glauber. Les cristaux avoient à peu-près la même figure. Exposés à l'air, ils tomboient également en efflorescence. Si on les exposoit au feu, ils se liquefioient aussi-tôt & restoient dans cet état jusques à ce que toute l'eau de la cristallisation fût évaporée ; alors ils présentoient une espece de matiere grisâtre que nous ne pûmes pas faire entrer en fusion, quoique nous l'exposâmes à un feu assez violent. La légere différence qui se trouvoit entre les cristaux de ce sel & ceux du sel de glauber, étoit à peine sensible pour nous qui sommes peu accoutumés à ces manipulations chymiques également savantes & délicates. Cette légere différence que je ne saurois assigner, ne viendroit-elle point de la petite quantité de terre absorbante que j'ai dit faire la plus petite partie du résidu? Il me seroit difficile de donner une idée de la nature de cette terre. La petite quantité de résidu que j'ai obtenu, qui n'est lui-même chargé que d'une quantité infiniment petite de cette terre, m'a mis dans l'impossibilité de faire la moindre expérience sur cette substance. Enfin j'observai que ce résidu de Bagnols s'humecte beaucoup à l'air, mais qu'il ne s'y résout jamais parfaitement en liqueur comme le fait l'alkali de tartre. Ce qui annonce que cette substance ressemble beaucoup à l'alkali minéral dont une des propriétés par lesquelles l'on le distingue de l'alkali végétal, est d'être moins déliquescent que celui-ci. On se rapppellera ici que c'est à l'humidité de l'air attirée par cette matiere alkaline, que j'ai attribué l'augmentation du poids du résidu pesé quelque temps après l'évaporation. Il suffira d'ajouter que l'expérience a vérifié notre soupçon, & qu'ayant pesé une certaine quantité de résidu dès l'évaporation achevée, j'ai vu que le poids avoit augmenté considérablement quelques mois après.

ARTICLE SIXIEME.

Chaleur des Eaux de Bagnols.

IL ne me reste plus, pour avoir donné une entiere connoissance de ces Eaux, que de déterminer leur chaleur dans les différentes modifications qu'on leur fait éprouver relativement aux usages où l'on les destine.

1°. L'Eau de Bagnols eſt chaude à ſa ſource au 36me. degré du Thermometre de Réaumur; ce qui revient au 97me. degré de celui de Farhenheit.

2°. Elle communique à l'air de la voûte où ſe trouve cette ſource, une chaleur égale à celle du 32me. degré du Thermometre de Réaumur; ce qui revient au 92me. de celui de Farhenheit. C'eſt-là ce qu'on appelle la premiere étuve.

3°. La chaleur de l'air de la ſeconde voûte qui forme une étuve moins chaude que celle dont nous venons de parler, ne fait monter la liqueur du Thermometre de Réaumur qu'au 27me. degré; ce qui revient au 84me. de celui de Farhenheit.

4°. On pourroit encore regarder comme une troiſieme étuve moins chaude que les deux dont je viens de parler, l'air de la voûte du bain, qui ne fait monter la liqueur du Thermometre de Réaumur qu'au 22me. degré dans le temps même que l'Eau eſt ramaſſée pour le bain; ce qui revient au 75me. degré de celui de Farhenheit.

5°. Enfin la chaleur la plus ordinaire du bain ou de l'Eau ramaſſée dans un grand réſervoir deſtiné pour le bain, n'a perdu que cinq ou ſix degrés de la chaleur de l'Eau à la ſource que j'ai dit élever la liqueur du Thermometre de Réaumur au 36me. degré, pendant le temps qui eſt néceſſaire pour remplir le réſervoir qui eſt deſtiné pour laver les malades.

On a détaché de la ſource un petit filet d'eau pour la commodité des buveurs, qui vient aboutir à cette voûte commune qu'on peut regarder comme le veſtibule des autres ſix deſtinées à différents uſages. L'eau qu'on prend à ce robinet n'a perdu qu'un demi degré de la chaleur qu'elle avoit à la ſource.

Ce ſeroit ici le lieu de comparer la chaleur des Eaux de Bagnols avec la température la plus ordinaire du corps humain. Quelle égalité ne trouveroit-on pas dans cette comparaiſon, & quels effets ne pourroit-on pas ſe promettre d'après cette analogie dans nombre de maladies ou celles de Balarue, de Saint-Laurent & autres plus chaudes ne ſont pas applicables, & dans leſquelles cette chaleur exceſſive, de beaucoup ſupérieure à celle de notre ſang, les rend dangereuſes par la raréfaction ſubite qu'elles excitent dans nos humeurs? On n'aura point ce danger à craindre dans l'adminiſtration des Eaux de Bagnols, puiſqu'on ſait, d'après les obſervations ſavantes qu'ont fait ſur la chaleur animale Pitcarne, Boerhaave, Muſſehenbroock, Réaumur, Martine & pluſieurs autres grands Phyſiciens, que la chaleur du corps humain la plus ordinaire fait monter le Thermometre de Réaumur au 32 ou 33me. degré, & celui de Farhenheit au 94 ou 95me. degré, ce qui revient par conſéquent à la chaleur des Eaux de Bagnols à peu de choſe près.

Nous terminerons cet article en faiſant obſerver que la chaleur de ces Eaux eſt toujours la même; leur quantité ne varie pas non plus. Mon Pere a conſtamment éprouvé depuis 25 ans, que les plus fortes chaleurs, les plus grands froids, les pluies les plus abondantes, ne changeoient nullement le degré de chaleur, ni la quantité de ces Eaux; mais qu'elles étoient toujours les mêmes dans toutes les ſaiſons de l'année. Le même Thermometre a toujours marqué le même degré; & quelques multipliées qu'aient été ces expériences, elles ont toujours donné les mêmes réſultats.

SECTION SECONDE.

Des Vertus Médicinales des Eaux thermales de Bagnols.

AVANT que d'entrer en matiere ſur les vertus Médicinales des Eaux de Bagnols & d'aſſigner le cas où ces Eaux conviennent, je dois prévenir que je me ſuis imposé l'obligation de ne pas outrer la matiere en exagérant les effets ſalutaires de ces Eaux dans pluſieurs maladies chroniques. Il n'appartient pas à un Médecin dont la candeur doit faire le principal carractere, d'avancer des faits que l'obſervation puiſſe démentir. Je me contenterai donc d'indiquer l'uſage des Eaux de Bagnols d'après l'obſervation.

ARTICLE PREMIER.

Des Vertus & de l'uſage intérieur des Eaux de Bagnols.

C'EST au mélange de divers principes unis par la nature, nâgeant dans un véhicule aqueux ſous une proportion qui ne nous eſt pas parfaitement connue, & animés par une chaleur analogue à celle de notre corps, que les Eaux de Bagnols doivent leurs propriétés Médicinales.

Mais comment agissent ces principes pour produire les effets salutaires que ces Eaux bien administrées produisent sur notre corps? Leur action est encore inconnue, & peut-être le sera-t-elle toujours. En attendant que de nouvelles découvertes nous donnent des connoissances sur la maniere dont les remedes agissent sur notre corps, contentons-nous d'en observer avec soin les effets, & admirons avec un Ancien (*) comment la Médecine est parvenue à trouver un si grand nombre de remedes dont on n'expliquera jamais ni la maniere d'agir, ni la nature, mais qu'on emploiera toujours avec succès d'après la connoissance qu'on aura de leur effet bien observé.

(*) *Mirari licèt quæ sint animadversa à Medicis herbarum genera, quæ radicum ad morsus bestiarum, ad venena, ad oculorum morbos, quorum vim atque naturam ratio numquam explicavit, utilitate & ars est & inventor probatus.* Cicer. de divinatione, lib. I.

Les

inutilité décida d'envoyer la malade à Bagnols pour y prendre les étuves & la douche sur la tête & sur la moëlle épiniere; on lui défendit les bains par rapport à son état. Elle vint après huit jours dans un bien meilleur état en tout sens: deux mois après, quoiqu'elle fût dans le septieme mois de sa grossesse, on l'y renvoya prendre les mêmes remedes autres huit jours; elle en revint parfaitement guérie, accoucha à terme, a fait d'autres enfants & n'a jamais eue le moindre ressentiment d'une pareille maladie.

Septieme Observation.

Madame de la Bessiere, de Saint-Geniès en Rouergue, agée d'environ 40 ans, fut atteinte en 1771, d'une attaque d'apoplexie qui fut suivie d'une hémiplagie complette du côté droit. On l'apporta à Bagnols dans un litiere; elle y prit deux bains par jour d'une heure chacun, autant d'étuves également d'une heure. Ces deux secours poussés dans cette occasion au-delà des bornes ordinaires, eurent un succès si prompt, que la malade vit dans cinq jours de leur usage dissiper tous les symptômes formidables qui carractérisoient sa maladie. Elle continua encore ces remedes, mais d'une maniere moins violente & plus tempérée pendant sept à huit jours, &

s'en retourna chez elle n'ayant aucun reste d'une maladie aussi grave.

Cette Dame revint à Bagnols l'année d'après, non que sa maladie fût revenue, mais uniquement pour raffermir la guérison opérée l'année précédente, pour en prévenir la rechûte, & pour me servir de ses expressions, uniquement par reconnoissance pour Bagnols.

Comme la vertu principale de ces Eaux employées en bain, en douche & en étuve, consiste à résoudre & diviser la lymphe épaissie dans ses vaisseaux, faciliter sa sortie par l'insensible transpiration & à emporter les sérosités surabondantes accumulées à la suite du dérangement de cette excrétion essentielle, il ne faut pas être surpris si l'œdeme ou les tumeurs lymphatiques que les catthares à la tête ou les résipeles cattarheux ont coutume d'y laisser, sont dissipés par la douche & les étuves de Bagnols.

Il est aussi une espece d'hydropisie où les étuves de Bagnols produisent des effets merveilleux; c'est l'anasarque produite par une transpiration arrêtée, ou un froid subit quant on avoit chaud ou qu'on suoit. Ce cas arrive dans le Gévaudan assez souvent pendant l'été aux gens de la campagne qui travaillent au grand soleil &

qui vont ensuite dormir sur le gazon humide & à l'ombre. C'est alors où ils trouvent une guérison prompte & assurée dans l'étuve de Bagnols. C'est le seul cas où dans les hydropisies les remedes de Bagnols peuvent être salutaires ; ils sont au contraire funestes dans les autres especes si on en excepte encore ces bouffissures & ces leucophlegmaties occasionées par les pâles couleurs, & la simple atonie des solides où les étuves réussissent singuliérement.

L'usage extérieur des Eaux de Bagnols est encore très-utile dans les fluxions aux yeux & dans les larmoyements qui ne viennent point d'une disposition inflammatoire, mais qui sont la suite d'une sérosité surabondante de la foiblesse & du relâchement des paupieres, & enfin de la congestion d'une humeur froide quelconque qui se fixe sur les paupieres, les points lacrimaux & sur les autres différentes parties de l'œil, congestion déterminée le plus souvent par un air froid & humide auquel on a resté exposé.

Les fluxions de ce genre qui se jettent sur le nez, la levre supérieure & autres parties du visage, trouvent un remede assez certain & également efficace dans la douche & les étuves de Bagnols, même dans les cas où les fluxions sont occasionées par un vice scrophuleux des humeurs, cas qui se présentent assez souvent dans la pratique de la Médecine.

D'après les succès de nos Eaux contre les fluxions entretenues par une pareille cause, & d'après quelques observations plus décidées encore sur leur utilité contre les écrouelles, il paroît assez certain que leur usage est trop borné dans cette maladie. L'analogie de nos Eaux avec celles de Barrege & principalement avec les Eaux bonnes de Béarn, annonce encore que nous serions fondés, en suivant les traces de l'illustre de Bordeu, à vouloir essayer de joindre l'usage de nos Eaux aux frictions mercurielles. Ce célebre Praticien a confirmé par de nombreuses observations, les succès de cette méthode salutaire qui n'est pas la seule découverte qu'on doive à son génie & à ses talents Ne pourroit-on pas les combiner encore d'une maniere plus avantageuse avec l'extrait de Cigue, dont mon Pere a tant de fois reconnu l'efficacité contre le vice scrophuleux, qui ne lui a peut-être manqué dans certaines circonstances, que faute d'un véhicule convenable ?

Les surdités produites par les fluxions cattarheuses, par le serein, par quelque froid &

autres causes qui épaississent la lymphe ou l'accumulent dans l'organe de l'oreille, rendent les nerfs acoustiques moins sensibles, la membrane du tambour plus épaisse & plus dense; ces surdités, dis-je, sont tous les jours guéries par les Eaux de Bagnols prises en étuves, en douche sur la tête, & sur-tout par des injections fréquentes dans l'oreille. Celles qui viennent aussi du *cerumen* épaissi & collé sur la membrane du tambour, sont dans peu de temps guéries par de fréquentes injections de cette Eau résolutive & détersive, dont la chaleur est si analogue à celle de notre corps. La même raison qui rend ces remedes si utiles dans les foiblesses des nerfs & dans les paralysies, annonce déjà les effets salutaires de ces Eaux contre les surdités, qui reconnoissent pour cause une espece d'engourdissement, de foiblesse ou de paralysie du nerf auditif. C'est ce que l'expérience prouve tous les ans, puisque le nombre de ceux qui y recouvrent la délicatesse & la liberté d'un organe aussi essentiel, est pour ainsi dire infini, & qu'on a tout lieu de croire qu'il n'y a que les surdités que la vieillesse procure, ou qui sont la suite inévitable de quelque vice de conformation, ou de la destruction de quelque partie essentielle par la ſuppuration, où ces remedes ſoient inutiles.

Il eſt des perſonnes délicates qui ſont tout de ſuite enchiffrenées par l'impreſſion du moindre froid. Cette fluxion cattarheuſe de la membrane pituitaire, connue dans l'art ſous le nom de *coriza*, eſt déſagréable & ſujette ſur-tout à revenir au changement de temps; les douches & les étuves de Bagnols la diſſipent non-ſeulement, mais détruiſent encore l'habitude qu'ont ces perſonnes à contracter cet enchiffrenement à la moindre occaſion.

Les étuves & la douche produiſent encore les effets les plus ſalutaires dans les douleurs cattarheuſes de la tête, qui ſont la ſuite du dérangement de la tranſpiration dans le cuir chevelu, & de la lenteur de la circulation dans le péricrane. Ces douleurs accompagnées d'une ſenſation de froid qui oblige les perſonnes qui en ſont atteintes à ſe couvrir la tête prodigieuſement, à ſe préſerver de tout air, de tout froid & de toute humidité, à ne pas ſortir de tout l'hiver, à reſter enfermées dans des appartements chauds, ces douleurs, dis-je, cedent difficilement à d'autres ſecours qu'aux étuves & douches de Bagnols.

Obſervation.

Parmi une infinité des perſonnes qui ont

éprouvé l'avantage de ces secours, je me contenterai de citer Madame de Saint-Sauveur, Religieuse Ursuline de l'illustre Maison de ce nom. Cette Dame qui étoit tourmentée des douleurs de cette espece depuis long-temps & qui étoit obligée de rester au lit presque tous les hivers, fut guérie par la douche & l'étuve de Bagnols. Nos Eaux sont d'autant plus précieuses dans ce cas-ci, qu'on attendroit vainement un succès aussi prompt & aussi certain des autres remedes que la Médecine propose en semblables circonstances.

Les cicatrices mal formées & douloureuses, les roideurs & les tiraillements qui sont souvent la suite de ces cicatrices que la présence de quelque corps étranger entretient, trouvent une ressource admirable dans la douche des Eaux de Bagnols. L'utilité de ce secours dépend de la qualité sulphureuse de nos Eaux & de leur chaleur si analogue à celle du corps humain. Cette douche excite en quelque façon une fievre locale, augmente la suppuration, opere la détersion, rouvre les cicatrices, chasse les matieres étrangeres, renouvelle la plaie & la ramene pour ainsi dire à la condition d'une plaie simple.

Premiere Observation.

Il seroit trop long de détailler les belles cures qu'elles ont opéré en ce guenre sur nombre d'illustres Militaires; il suffira de citer M. le Chevalier de Saint-Sauveur, Lieutenant Général & M. le Comte de Châteauneuf, blessés à la bataille de Fontenoi, le premier au coude du bras droit & le second à la cuisse, où la balle avoit entraîné un morceau de drap qu'on ne fit point sortir avant de faire cicatriser la plaie. La douche de Bagnols rouvrit les plaies de ces Guerriers distingués, assouplit la cicatrice, procura l'expulsion du morceau de drap & redonna aux membres la souplesse & la flexibilité dont ils étoient privés depuis plus d'un an.

Seconde Observation.

M. de Verrac, Capitaine au Régiment d'Auvergne, avoit reçu en 1760 une blessure au genou qu'une balle lui avoit percé de part à part; il lui étoit resté une roideur & grosseur à cette partie qui étoient presque anckilosées & qui tenoient la jambe fléchie considérablement: il fut au bout de deux ans à Montpellier, où de six Médecins ou Chirurgiens qu'il consulta, deux furent pour la douche de Barrege & quatre pour celle de Bagnols. La pluralité des voix l'emporta pour

pour celle-ci, & M. de Verrac s'y rendit dans le plus triste état, marchant avec des bequilles, le génoux fort gros, & la jambe fort fléchie. Il n'eut pas plutôt douché la partie, que la tumeur au genou se dissipe, & qu'il fléchit la la jambe : il quitta ses bequilles, le genou reprit sa grosseur naturelle, sa souplesse & sa liberté uans les mouvemens, la jambe se redressa ; & après quinze jours il fut en état de danser. Il y revint l'année d'après sans besoin, & uniquement par reconnoissance.

On voit encore tous les ans les effets les plus salutaires & les plus frappans de la douche de nos Eaux chez les personnes auxquelles de luxations, de fractures, de violens coups reçus, de chutes ou de plaies ont laissé des roideurs, de contractures, & des douleurs dans les membres. La douche leur procure non-seulement l'aisance des mouvemens, mais encore la cessation des douleurs atroces que ces infortunés ressentent au moindre changement de temps, & au moindre mouvement.

Les éruptions dartreuses, galeuses occasionnées par un vice de la peau, par le défaut de la transpiration. par l'obstruction des pores cutanés, sont souvent guéries par les bains de

Bagnols, ſur-tout quand on fait boire en même temps les Eaux. Tous les Médecins connoiſſent le rapport qu'ont les Eaux ſulphureuſes avec la lymphe tranſpirable & l'organe cutané.

Les bains de Bagnols guériſſent très-ſouvent ou ſoulagent au moins beaucoup les rhumatiſmes & douleurs rhumatiſmales, lorſque ces maladies ſont chroniques & entretenues par une cauſe froide, c'eſt-à-dire, lorſqu'elles ſont dues à l'épaiſſiſſement & à l'acrimonie de la lymphe qui circule dans les aponevroſes, les gaînes des muſcles & les ligamens pour en entretenir la ſoupleſſe & le jeu. Dans ces ſortes de cas on conſeille pour ſeconder le bon effet du bain, de prendre chaque jour quelques gobelets d'Eau minérale, & la douche ſur les parties malades. Ces trois ſecours ſont ſi efficaces, que les guériſons en ce genre ſont innombrables, ſur-tout ſi ces maladies ne duttent pas de vieux; car dans les invétérées ils ſoulagent toujours, mais ne guériſſent pas radicalement.

On emploie auſſi avec ſuccès le bain & la douche contre la ſciatique.

Observation.

Mon bisayeul paternel fut attaqué d'une douleur de sciatique si forte que quoiqu'il fut l'homme du monde le plus patient, il ne pouvoit s'empêcher de se plaindre à haut cris. Pour être soulagé d'un mal aussi cruel, il se détermina d'aller à Bagnols, quoique dans l'hyver. Il y prit les étuves & la douche huit jours de suite, prenant toutes les précautions possibles pour se défendre du froid en sortant, & revint si parfaitement guéri, qu'il a survécu à cette époque au delà de trente ans, sans en avoir eu depuis la moindre atteinte.

La sciatique qui céde le plus souvent aux bains & aux douches de Bagnols, lorsqu'elle est récente est rebelle à ces secours, lorsqu'elle est ancienne (*a*)

L'usage externe & interne des Eaux

(a) *Il seroit très-avantageux d'employer après la douche de Bagnols le remede vanté par un célébre Médecin de Naples, nommé Cottugno, dans un Traité qui a pour titre* de Ischiade nervosa. *Je n'hésiterois point à l'ordonner après avoir employé les bains & la douche de notre Eau thermale chez les personnes qui sont attaquées depuis long-temps de cette douloureuse* de Bagnols est non-seulement utile contre les épaississemens de la lymphe musculaire, mais il réussit aussi dans les épaississemens de l'humeur synoviale, suite trop ordinaire des rhumatismes goutteux, & de la goutte elle-

---

maladie. La circonstance me paroîtroit alors d'autant plus heureuse que les Eaux ont déja mis en mouvement cette matiere acre & sereuse qui séjourne dans les enveloppes du nerf sciatique, ou dans les principales ramifications à laquelle l'ingénieux Praticien de Naples rapporte la cause prochaine de la sciatique; cause indiquée par plusieurs phénomenés, & dont les anciens paroissent avoir eu quelque idée. Ce remede consiste dans l'application d'un vésicatoire sur l'endroit où le nerf sciatique est le plus à découvert, comme est par exemple l'endroit qui se trouve au dessous du jarret, où est situés la tête du peroné, & comme est encore l'endroit qui est au dessus de la malléole externe. Ce remede a réussi si singuliérement à ce célèbre Médecin, qu'il rapporte avoir guéri par ce seul secours & presque sur le champ plusieurs personnes qui souffroient depuis un temps infini des douleurs de sciatique affreuses. J'ai eu occasion d'employer ce remede sur un Paysan qui en étoit tourmenté depuis cinq ans; & le succès m'a mis à même d'avancer que le remede de Cottugno mérite la reconnoissance du Public, & doit être employé avec le plus grand espoir de succès.

même. On conseille tous les jours ces remedes aux personnes qui ont des roideurs aux articulations, & des douleurs au moindre mouvement, & leur succès dans ces maladies donne déja quelque espoir de trouver un jour dans les Eaux thermales combinées avec d'autres remedes, un vrai préservatif de la goutte même, annoncé souvent par des empiriques, mais inconnu encore aux bons Médecins (*a*).

(a) *Ce que je n'avancois ici que comme une conjecture acquiert dans mon esprit une plus grande probabilité depuis que j'ai lu ce que dit le Docteur* Williams *sur la goutte. Cet Auteur Anglois (ainsi que le dit la Gazette de Santé du mois de Février 1774) recommande pour résoudre les empâtemens goutteux, & les nœuds par lesquels les articulations sont genées, l'usage intérieur & extérieur des Eaux minérales sulphureuses, prises pendant quinze ou vingt jours à la dose de vingt ou vingt-cinq onzes par jour. Mais il faut joindre à ces Eaux un médicament composé de vingt grains d'alkaly volatil, de deux onces de jus de limon, & d'un gros de Kinquina, mêlés ensemble, & pris en trois doses égales, chaque jour pendant trois semaines & même plus. Il est rare, suivant ce célebre Médecin, que ce remede marque son effet; les tumeurs goutteuses, les nœuds, les obstructions cédent enfin à son énergie; & lorsque les articu-*

La noeure ou rakitis est souvent guérie dans son principe par les étuves de Bagnols. La foiblesse des jambes, une sorte d'engourdissement de tout le corps, un esprit prématuré, une grosse tête, l'exténuation des extrêmités sont les signes qui caractérisent cette maladie dans les commencemens. C'est dans cette circonstance où l'on doit tout espérer des étuves de Bagnols qui ne sauroient suffire pour guérir cette maladie, lorsqu'elle est accompagnée de protuberance aux jointures, de la courbure des os des extrêmités, du gonflement & de la distosion de la colomne vertebrale. On peut pourtant assurer que ces secours soulageront encore dans ce cas ci le malade, & empêcheront un dejettement plus considérable, mais qu'ils ne pourront suffire pour remettre les os courbes daus leur direction naturelle.

On pourroit craindre d'exposer aux étuves de Bagnols des sujets aussi jeunes & aussi dé-

---

lations ont repris leur jeu & leur liberté, le Docteur Anglois conseille les bains froids pour rendre aux tendons, aux ligamens, aux capsules articulaires, le ressort que la tension & la compression trop grande leur avoient ôté.

licats que les enfans qu'attaque le rakitis. Mais ces craintes sont-elles fondées ? L'observation a prouvé à mon pere que ce secours avoit été aussi efficace qu'innocent chez des enfans qui n'avoient pas deux ans.

On a vu encore les plus salutaires effets des remedes extérieurs de Bagnols dans une maladie singuliere que mon Pere a eu occasion d'observer dix fois, connue dans l'Art sous le nom de danse de St. Guy. Cette maladie très-bien décrite par Sidenham, est un état mixte de convulsion & de paralysie. Sur les dix malades que mon pere a vu attaqués de cette maladie, il en envoya trois à Bagnols, & tous les trois en ont retiré le succès le plus complet.

Il est enfin un grand nombre d'autres maladies, dans lesquelles on pourroit attendre des succès semblables, de l'usage interne & externe de nos Eaux. Leur analogie avec d'autres Eaux sulphureuses, leurs effets déja observés dans nombre de maladies, & enfin la connoissance des principes auxquels ces Eaux doivent leurs vertus médicinales, sont autant de guides que nous pouvons suivre pour étendre leur usage. *On peut même dire avec Mr. de Bordeu* (a) *que*

(a) *Lettres sur les Eaux minérales du Bearn.*

quelque foible que soit en médecine le raisonnement auprès de l'observation, il n'en est pas moins vrai qu'il nous trompera rarement, si nous nous tenons sur nos gardes, & si nous avons soin de ne pas nous laisser éblouir par l'amour de nos propres idées.

SECTION TROISIEME.

De l'abus des Eaux de Bagnols & de la maniere dont on doit se conduire avant, pendant & après leur usage.

ARTICLE PREMIER.

De l'abus des Eaux de Bagnols.

QUOIQUE les Eaux de Bagnols soient consacrées depuis un temps immemorial au traitement de la plupart des maladies chroniques, & que quelques succès aient contribué à leur acquerir la reputation de Médecine universelle ; on ne sauroit néanmoins disconvenir qu'il est nombre de cas ou l'expérience depose contr'elles. Le même esprit de verité qui ma engagé à faire connoitre leurs vertus exige que j'expose aussi les cas ou l'on ne pourroit les employer sans danger : c'est même la l'unique moyen d'eviter l'ecueil de l'empirisme & la dégradation d'un secours efficace. Il ne peut appartenir qu'à de vils charlatans d'abuser le Public en faisant l'etalage le plus pompeux des succés outrés d'un remede & en ne disant pas le mot des cas ou ce même remede n'est pas applicable. Laissons ces hommes destructeurs franchir hardiment les barrieres de la vraye utilité des remedes qu'ils vendent au poids de l'or à un Peuple ignorant & victime de sa credulité, pour suivre la route traçée par ces Médecins amis de l'humanité qui savent appreçier les remedes qu'ils employent, & qui ne craignent point d'en faire connoitre les mauvais comme les bons effets. *quæ vera sunt loqui viruм ingenuum decet.*

Si on se rappelle ce qui a été dit ailleurs sur la manière dont ces Eaux agissent sur notre corps, (a) on ne sera pas surpris si on voit les effets les plus sinistres de leur usage toutes les fois que le sang étant dans un espèce d'orgasme est sucep-

(a) *Sect. seconde, pag. 34.*

tible de se rarefier par la plus petite cause. On doit donc interdire l'usage interne & externe de ces Eaux aux personnes qui ont quelque partie foible & dont les vaisseaux sanguins sont incapables de resister à la plus petite dilatation de leur calibre.

Il est souvent arrivé à mon Pere de faire partir de Bagnols des personnes qui se trouvant dans ce cas, auroient eprouvé des hæmorrhagies peut être mortelles, si elles avoient voulu essayer de nos Eaux ou les continuer pendant plus long-temps. Heureux si la docilité & la confiance faisant l'appanage de tout ceux qui y viennent pour des infirmités de ce genre, nous n'étions jamais à même de verifier le danger de leur obstination & de leurs caprices !

Ce n'est pas qu'avec quelques menagements dans la manière de boire les Eaux, & après avoir bien desempli les vaisseaux par la saignée, on ne puisse en conseiller la boisson à ceux qui n'ont que de legeres hemoptisies ou qui crachent rarement du sang & en petite quantité. Alors on fait boire ces Eaux a plus petite dose, on en rend les prises plus éloignées, on en fait perdre la premiere activité par le transport, on a soin de les couper avec un tiers, un quart, ou un cinquieme de lait de vache.

On ne sauroit croire combien cette methode est efficace en pareille circonstance. D'ailleurs les Eaux de Bagnols sympatisent fort bien avec lait, & le font passer. Leur base alkalino-terreuse (*a*) l'empêche d'aigrir, & fait que nombre d'estomacs qui ne s'en accommodent pas trop, le digerent parfaitement, & en éprouvent les plus heureux effets. C'est même une grande ressource pour nous qui sommes à portée de ces Eaux de pouvoir en les mêlant avec le lait employer ce dernier secours dans bien des rhumes & des sécheresses de poitrine, où il convient, & qu'on n'auroit pu faire passer seul chez bien des personnes sans cette combinaison heureuse (*b*) il ne sera pas inutile

---

(a) *Voyez la premiere Sect. art. 5, pag. 25.*

(b) *Cette combinaison des Eaux minérales avec le lait a mérité les plus grands éloges. Hoffman, à qui on fait honneur de cette découvere, a publié une dissertation sous ce titre.* De aquarum mineralium connubio cum lacte longè saluberrimo. *On sent aisement l'avantage & la raison du succès de ce mélange, si on fait attention aux principes des Eaux, & aux faits suivans. Les Praticiens ordonnent assez souvent les savons alkalins & divers absorbans aux personnes su-*

d'obſerver que ce melange eſt d'autant plus précieux, que le lait de nos montagnes eſt excellent & qu'il à une vertu Balſamique bien ſupérieure au lait des animaux qui paiſſent dans les plaines : auſſi combien de fois n'avons nous pas vû des malades atteints des ſuppurations au poumon & dans d'autres viſceres, qui après avoir uſé pendant aſſés long-temps & ſans aucun ſuccès du lait à Montpellier & dans d'autres divers endroits du bas Languedoc, avoient été promptement ſoulagés & même guéris par celui qu'ils avoient pris dans ce pais de montagnes où les paturages ſont excellents. (a)

---

jettes aux aigres de l'eſtomac à qui on veut faire prendre du lait. Mr. Cadet, dans un Mémoire ſur la nature de la bile, imprimé dans le Receuil de l'Academie des Sciences de Paris pour l'année 1769, rapporte avoir rétabli du lait caillé de lui-même ſur le feu, en y jettant quelques grains d'alkali minéral; ce qui lui a auſſi également réuſſi avec l'alkali volatil & l'huile de tartre. Mr. Cadet obſerve que ce moyen pourroit être employé avec ſuccès pour empêcher le lait de tourner pendant les chaleurs & les orages.

(a) *Ne peut-on pas effectivement attribuer l'excellence du lait du Gevaudan, à la qualité médicamenteuſe des plantes vulnéraires qui croiſſent*

Il seroit trop long de rapporter ici toutes les Observations que j'ai receuillies sur les heureux effets de la combinaison de nos Eaux avec le lait. Nous nous contenterons de citer Madame Fizes belle sœur du célébre Médecin de ce nom qui vint à Bagnols en 1772 après avoir eu quatre ou cinq attaques de crachement de sang en différens temps. Elle toussoit, étoit oppressée & ne pouvoit faire le plus leger exercice sans être essouflée. L'usage des Eaux coupées avec un quart de lait continué pendant quinze jours la guerirent parfaitement de tous ces accidens & sa santé s'est très bien soutenue dèpuis cette époque.

Madame la Marquise de Montferrier & M. son Fils, Sindic general de la Province du Languedoc, en ont éprouvé le même succès l'année dernière par la même methode & pour

---

en abondance dans ce pays, & dont se nourrissent nos troupeaux? Tout le monde sait aujourd'hui que le lait participe de la qualité de la nourriture dont il est extrait; & peu de personnes s'occupent à tirer tout le parti possible des observations que nous a communiquées Mr. Poissonnier sur les moyens de rendre le lait des animaux médicamenteux, & approprié à la maladie qu'on a à traiter.

une infirmité du même genre. Nous avons eu le plaisir de les y voir revenir cette année presque uniquement par reconnoissance pour ces Eaux & pour prévenir la rechute.

J'ai déja annoncé que nos Eaux étoient aussi insuffisantes dans bien de cas de Phthisie qu'elles étoient efficaces dans nombre d'autres (a). La Phthisie scrophuleuse, la verolique, la scorbutique, la suppuration ancienne du poumon accompagnée d'un grand délabrement dans la substance de ce viscere, d'une fievre vive & d'une amaigrissement considérable ne résisteroient pas moins à l'action de ces Eaux qu'aux autres secours de l'Art Aussi doit-on bien se garder d'envoyer à nos Eaux des pthisiques confirmes, puisqu'il est certain qu'ils y y verroient augmenter leurs accidens, & que leur mott en seroit constamment accélérée. Mon pere a souvent été surpris d'y voir des malades de cette espece qu'il faisoit partir au plus vîte lorsqu'il en étoit consulté. Il en a vu aussi être les tristés victimes des préjugés des Médecins

---

(a) *Voyez la Section seconde*, pag. 51.

qui leur avoient conseillé cette boisson, & mourir peu de jours après leur retour.

L'usage de nos Eaux si justement célébré pour fondre les duretés tuberculeuses du poumon, & pour en déterger les ulceres, ne peut avoir lieu dans le temps de la suppuration des tubercules, ni dans le temps de la fievre suppuratoire. Cette boisson si propre pour fondre les duretés, lorsqu'elles ne sont pas entretenues par une cause véritablement inflammatoire, & pour déterger l'ulcere qui résulte de l'ouverture de l'abcès, est préjudiciable dans cette circonstance, en donnant au pus plus d'activité. On doit donc bien se garder d'y envoyer les malades qui se trouvent dans cette crise; ce n'est que quand elle a fini que ces Eaux sont efficaces pour cicatriser l'ulcere, & en prévenir le retour.

L'on se gardera bien aussi de conseiller ces Eaux, quelque bien indiquées qu'elles soient d'ailleurs, lorsqu'il y aura fievre, inflammation, amas de mauvais levains dans les premieres voies; lorsqu'une soif considérable ou une chaleur interne tourmentera les malades, sans au préalable avoir dissipé ces symptômes qui sont autant de contreindications pour leur usage, soit interne, soit externe. Mon pere a été souvent appellé à Bagnols pour y traiter des fievres continues, putrides, malignes, qui étoient survenues à des malades qui n'avoient pas eu la précaution d'éviter d'y venir, & d'user de ces remedes en pareille circonstance.

On ne verroit non plus que des effets sinistres de l'usage de ces remedes, chez les malades disposés à l'hydropisie, soit de poitrine, soit du bas ventre, chez ceux qui ont des squirres ou des obstructions considérables dans cette cavité. Les Eaux étant insuffisantes pour rémedier à des causes pareilles, risqueroient de produire des épanchemens mortels. Mon Pere a vu ce cas arriver à des astmatiques qui, trompés par l'analogie des cas où ces Eaux avoient produits les plus heureux effets avec leur état, avoient été jettés dans l'hydropisie de poitrine, & étoient motrs peu de jours aprês.

L'expérience a montré que la boisson de nos Eaux étoit indifférente dans les maladies vénériennes, mais que les bains y étoient contraires, & que c'étoit pour ainsi dire une pierre de touche pour connoître si on en étoit infecté. Ils procurent alors des éruptions, des dartres, des furoncles, des boutons, qui caractérisent le virus siphilitique. On a eu occasion de l'éprouver chez certains malades attaqués de ce mal, qui, se trouvant à portée des bains de Bagnols, avoient par commodité préféré ceux-ci, aux bains d'Eau commune qu'on leur avoit conseillé pour les préparer aux frictions.

On doit encore éviter d'avoir recours aux remedes de Bagnols dans le scorbut & les affections scorbutiques. Ces sortes de maux assez communs aux habitans de nos montagnes, qui reconnoissent pour cause l'air froid & humide qu'on y respire, sont aigris par l'usage externe & interne de nos Eaux, qui accélerent la fonte & la dissolution des humeurs, & donnent lieu qar là aux hémorrhagies, aux éruptions cutanées, & autres symptômes de cette maladie. Nous ne finirions point si nous voulions citer tous les malades qui se sont mal trouvés des Eaux dans ce cas ci, il suffira de citer le frere Levet Cordelier, qui soupçonné d'être Pthisique, fut envoyé à Bagnols pour y boire les Eaux, qui augmenterent les symptômes de sa maladie; il eût peine à en revenir, & ne put plus quitter le lit à son retour. Dans cet état désespéré, mon Pere ayant apperçu quelques taches sur la peau, examina l'état de sa bouche, qui acheva de le persuader qu'une cause scorbutique produisoit tous ces symptômes; il ne fut plus surpris du mauvais effet des Eaux, ordonna le cresson & autres plantes de ce genre, prescrivit les acides minéraux malgré la toux, & guérit son malade par ces seuls remedes dans moins d'un mois. Cette guérison s'est très-bien soutenue, & ce Cordelier se porte encore très-bien dans un âge très-avancé.

La vertu emmenagogue de nos Eaux doit en faire interdire l'usage aux femmes enceintes, à moins du plus grand besoin. Il seroit à craindre que leur boisson ne leur procurât quelque perte dangereuse dans leur état, & ne les fit avorter. Cependant en les prenant à petites doses, ou en les coupant avec du lait elles pourront y avoir recours après avoir fait précéder la saignée : c'est en prenant ces précautions que nous les avons conseillées, & qu'on les a prises sans danger. Mais on ne sauroit exposer au bain les femmes qui se trouvent dans cet état : tout ce qu'on peut faire dans ce cas pressant, c'est de leur conseiller l'étuve & la douche. Mon Pere a vu de bons effets de ces deux secours chez

---

(a) *Voyez la page 57.*

des femmes enceintes attaquées d'hémiplégie (a), & de douleurs violentes de rhumatisme.

L'accident le plus ordinaire de l'abus des remedes de Bagnols est la dissenterie & le tenesme. Il n'y a pas d'année où l'on ne voye nombre de personnes atteintes de ces maux, soit pour avoir bû ces Eaux trop long-temps, ou à trop forte dose, ou dans des maladies où elles ne conviennent point. On en a vu mourir des suites de cette dissenterie procurée par l'abus de ces Eaux, quoique les secours ordinaires & sur-tout les incrassants, les adoucissans & les mucilagineux reussissent assez constamment pour la guérison de ceux qui en sont attaqués.

Si les effets surprenans que produisent nos Eaux dans leur usage externe & interne sont dus principallement à leur action échauffante qui accélere la fonte & le mouvement des humeurs, on ne sauroit être surpris qu'il se trouve des paralisies où les remedes de Bagnols soient plus nuisibles qu'utiles Aussi avouerons-nous avec vérité que si leur usage a été salutaire dans les paralisies séreuses, dans les rhumatiques, dans celles qui sont la suite de violentes affections nerveuses & des dépôts de la matiere mortifique sur la moelle épiniere (*a*) ; il a été aussi funeste dans les paralisies pléthoriques où domine la congestion du sang & des humeurs vers la tête. Leur usage est encore inutile dans ces paralisies ou les membres paralisés sont roides & dans un état de contraction.

J'ai déja annoncé que les remedes de Bagnols ne convenoient point en général dans les affections inflammatoires ; ainsi avant d'y envoyer les gens qui ont de rhumatismes, il faut bien faire attention si ce ne sont pas des rhumatismes fébriles qui soient entretenus par un épaississement inflammatoire des humeurs, ou par la suppression de quelque évacuation sanguine naturelle, comme regles, hæmorhoides, &c. : on sent bien que dan ce cas on doit d'abord avoir recours aux saignées, aux tempérans, aux délayans, & n'employer les remedes de Bagnols que pour résoudre les roideurs, & quelquefois les foiblesses qui en sont les suites ; car autant leur usage est salutaire dans les rhumatismes qui viennent comme on

---

(a) *Voyez les observations qui se trouvent à l'article second de la seconde section.*

dit de cause froide, autant est-il pernicieux & funeste dans ceux qui sont entretenus par l'épaississement inflammatoire du sang.

Les abus & les contre-indications des remedes de Bagnols dont on vient de faire mention, suffiront à tous les Médecins qui seront dans le cas de les ordonner, & leur feront assez connoître les maladies & les circonstances où l'on ne doit pas y avoir recours.

Je crois aussi en avoir assez dit pour engager ceux qui croient en avoir besoin à ne pas s'y rendre, sans au préalable consulter un habile Médecin qui connoisse par expérience les propriétés de ces Eaux, leur maniere d'agir, qui en connoisse les dangers & les abus, & qui soit en état de déterminer la meilleure methode de leur administration, relativement à la maladie & au tempérament du malade. On auroit tort de rien négliger pour ne pas tirer tout le parti possible d'un remede qu'on regarderoit mal-à-propos comme indifferent, & duquel dépend très-souvent la vie ou la mort du malade.

Dicere ausim, vix ad ullum aliud medicaminis genus exhibendum, tanta circonspection atque tam accurata consideratione opus esse quantam in prescribendis aquis mineralibus adhibeant practici necessum est. Gratianus.

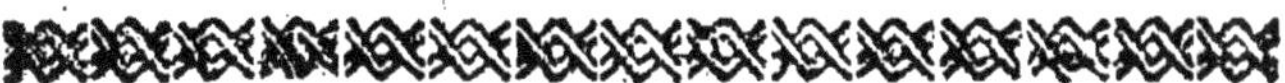

ARTICLE SECOND.

de la maniere dont on doit se conduire avant, pendant & aprés l'usage des Eaux de Bagnols.

COMME il importe sans doute aux lecteurs qui parcourent cette dissertation avec quelque intérêt, de savoir en quoi consiste la maniere la plus générale de se servir de divers remedes de Bagnols, ainsi que la façon de se conduire avant, pendant & aprés leur usags; il est bon de ne pas finir notre dissertation, sans donner sur cela les connoissances les plus générales qui exigent ensuite d'être modifiées dans les cas particuliers par nne main habile & savante.

On a déja vu qu'on use de nos Eaux comme des autres Eaux thermales; qu'on les emploie intérieurement en boisson, & extérieurement sous forme de bain, de douche, de vapeur; qu'il est aussi des cas où l'on applique sur certaines parties les boues qui se ramassent au fonds des réservoirs, &c.

Mais a-t-on recours à ces divers remedes dans toutes les saisons de l'année? Pour répondre directement à la question, on peut distinguer deux cas, savoir ceux où la maladie n'étant pas pressante, on peut attendre la saison la plus favorable, & ceux où l'on a besoin d'un prompt secours, & dans lesquels on peut dire *periculum est in mora*. Il n'est pas douteux que dans le premier cas on ne doive préférer l'été & le commencement de l'automne à toutes les saisons de l'année. Les chaleurs que nous éprouvons le plus souvent dans la canicule sont assez tempérées pour permettre l'usage de nos Eaux dans cette saison, sur-tout aux habitans du bas Languedoc. Néanmoins si on conseilloit ces Eaux à des personnes délicates qui sont à portée de Bagnols, on auroit soin de ne les y envoyer que lorsque les fortes chaleurs qui durent tout au plus quinze jours seroient un peu tombées. Mais dans le second cas on ne doit point avoir égard à la saison. La vertu de nos Eaux minérales étant toujours la même, il paroît qu'on n'a pas plus à craindre, & autant à espérer de leur usage pendant l'hyver & le printemps, pourvu toutefois qu'on ait alors la ſage précaution de ſe garantir des injures de l'air extérieur, ſur-tout dans le moment où l'on ſort du bain ou de l'étuve.

Pour obtenir de nos Eaux les ſalutaires effets qu'on eſt en droit d'en attendre; il convient d'y diſpoſer le corps par quelques remedes préparatoires, que le tempérament, l'âge, l'état des premieres voies, la conſtitution du ſang & la nature de la maladie doivent déterminer. Il ſeroit difficile, pour ne pas dire impoſſible, d'entrer dans le détail de ces diverſes préparations; je me contenterai 1o. d'obſerver que comme la boiſſon de nos Eaux rarefie & anime le ſang, ainſi que leur uſage extérieur, on ne ſauroit y envoyer ſans imprudence des perſonnes plétoriques, qu'au préalable on n'aie deſempli les vaiſſeaux par une ou deux ſaignées. Samuel Blanquet, mon grand'pere, a vu des apoplexies être la ſuites funeſte de cette négligence (*a*).

2o. Qu'il faut ſe purger d'une maniere convenable,

(a) *Examen de la nature & des vertus des Eaux minérales du Gevaudan*, pag. 90.

venable, sur-tout lorsqu'il y a des signes certains du dérangement des premieres voies, & d'un amas de mauvais levains.

3°. Qu'on doit disposer le sang à l'action légerement échauffante de ces Eaux, sur-tout chez les sujets très-irritables, par quelques bouillons tempérans & adoucissans altérés avec des plantes appropriées à la maladie, par le petit lait, les bains domestiques, &c.

4°. Que rien n'est plus préjudiciable à l'effet de ces Eaux, que la précipitation avec laquelle le plus grand nombre des malades veulent en user. A peine sont-ils arrivés à Bagnols qu'ils ne veulent point perdre temps, & qu'ils se mettent tout de suite dans les remedes. Mais s'ils veulent nous croire, ou du moins s'ils ne veulent pas perdre les fruits d'un voyage long & pénible, ils feront bien de ne commencer à boire les Eaux, ni à prendre le bain & la douche qu'après s'être remis de la fatigue, & de l'agitation inséparables du voyage.

Quelque difficile qu'il soit de déterminer la dose qu'on doit boire de nos Eaux, j'observerai néanmoins qu'il est peu de cas où l'on doive la pousser au delà de quatre ou cinq livres L'expérience a décidé depuis long-temps que cette dose est plus que suffisante dans la plupart des cas, & la raison dicte effectivement qu'il est peu d'estomacs qui puissent prendre dans une matinée une plus grande quantité d'eau, sans répugnance & sans être incommodés. Ou ne sauroit donc s'opposer avec assez de force au préjugé de certaines personnes qui content d'autant plus sur l'effet salutaire de ces Eaux, qu'ils les boiront à plus forte dose. Mais combien de fois n'avons-nous pas vu les tenesmes & les dissenteries les plus rebelles être les suites funestes de cet abus, pour ne rien dire des angoisses & des nausées, où s'exposent ces grands buveurs d'eau ? malgré les exemples fréquens des parsonnes incommodées par une boisson trop abondante, qu'y a-t-il de plus commun que de voir des gens qui s'efforcent de ne pas perdre une goutte de la quantité qu'un usage mal entendu prescrit généralement à tout le monde, si toutefois encore ils s'en tienneut là ? Helas misérables ! ils ignorent non-seulement que le caractere de la maladie, l'âge, le sexe; le tempéraurent, &c. exigent une administration différente, mais ils paroissent au contraire persuadés que les succès des Eaux dépendent de la grande quantité qu'ils en boiront. J'observerai donc que la seule & unique regle de cette boisson est la distribution aisée qui s'en fait, & l'écoulement facile qui suit par les urines ou les transpirations insensibles qui doivent être en raison de la quantité bue. On doit encore faire attention à ne pas se charger autant l'estomac le premier jour ; il convient de l'accoutumer peu-à-peu à la dose qu'on veut prendre. En outre ce n'est pas en trois prises de trois ou quatre gobelets chacune, qu'on conseille aujourd'hui de boire ces Eaux ; une longue expérience a appris à mon Pere qu'il valoit mieux recommander de les boire par petites verrées, prises de quart d'heure en quart d'heure.

On est dans l'usage de dissoudre dans le premier verre d'Eau minérale un leger purgatif. Deux onces & demi ou trois onces de mannes, six drachmes de sel d'epsom, de saignette, six drachmes d'electuaire diacartami, ou une drachme de rhubarbe, sont les purgatifs qu'on a coutume d'employer. Le tempérament du malade & le caractere de sa maladie doivent nous décider dans la préférence que nous devons donner à tel ou tel purgatif. La manne est celui de tous qui convient le plus aux perpersonnes irritables, & à celles qui ont la poitrine délicate.

La coutume autorisée par l'empirisme conseille encore de prendre un second purgatif dans le dernier verre du dernier jour. Mais cette Médecine reiterée le plus souvent sans besoin est-elle toujours necessaire, & ne pourroit-on pas sans prévention la regarder comme nuisible dans la plusspart de cas ? En effet quelle indication peut-on avoir en vue de remplir par la si ces Eaux ont bien passé, & si le malade ne se sent nullement l'estomac chargé ?

Les purgatifs ne sont nécessaires au commencement que dans le cas de mauvais levains des premieres voies, pour prévenir qu'ils ne se mêlent avec les eaux, qu'ils n'en troublent l'effet, qu'ils ne soient entraînés dans le sang, & qu'ils n'y produisent par cette matiere hétérogene & deletere dont ils l'infecteroient, quelque fievre de mauvais caractere, & les accidens dont on a déja parlé plus haut. Ils sont au contraire inutiles & préjudiciables, s'il n'y a pas des signes de plénitude, & si le malade est sensible & délicat. Mon Pere a fait prendre à nombre de personnes les remedes de Bagnols sans aucune purgation préliminaire, & nous y avons vu bien des malades, auxquels les plus célébres Médecins de Montpellier avoient défendu de se purger au commencement & à la fin des Eaux, en éprouver pourtant les plus heureux effets. On croit les purgatifs encore moins nécessaire à la fin qu'au commencement. Quelle intention peut-on avoir en effet à pareille époque, si on n'adopte le préjugé où sont quelques personnes qui veulent être purgées pour emporter le sédiment que ces eaux peuvent laisser dans les premieres voies? Mais quel mauvais effet peut-on attendre de ce sédiment qui est en si petite quantité, & qui se trouve d'ailleurs noyé dans un verticule immense?

Une observation constante a prouvé que non-seulement ils sont inutiles, mais qu'il est nombre de malades qui détruisent les bons effets des Eaux, en voulant suivre la coutume établie qui prescrit un purgatif en les finissant. Mon Pere a souvent vu les suites les plus fâcheuses de ce purgatif déplacé, & je l'ai toujours vu fort réservé à en prescrire aux malades qu'il envoie à Bagnols, sur-tout à ceux qui ont une sécheresse de poitrine, une toux opiniâtre, qui sont disposés à l'hémoptisie, qui ont des tubercules au poumon, qui vomissent, sont sujets aux diarrhées & aux affections vaporeuses.

Pendant quel temps doit-on continuer l'usage de nos Eaux ? L'âge, le sexe, le temperament, la maladie, l'état actuel du malade, l'action plus ou moins prompte de ces Eaux sur certains sujets que sur d'autres sont les regles qu'on doit consulter pour en déterminer la durée. De la qui ne comprend pas le ridicule du prejugé qui fixe la durée de ces remedes à neuf à dix jours ? En effet ce temps plus que suffisant dans quelques cas est aussi le plus souvent trop court pour qu'on puisse espérer de guérir en aussi peu de temps les maladies les plus rebelles qui demanderoient pour leur guérison un usage long-temps continué de ces Eaux prises alors à plus petite dose.

Madame Laffont, dont nous avons déja parlé ci-dessus, (pag. 54) n'auroit pas éprouvé le succès le plus complet dans le dangereux état qui l'obligea d'aller à Bagnols, si elle n'y eut resté que huit ou neuf jours, comme on le fait ordinairement, & si mon Pere qui eut occasion de l'y voir alors ne l'eût engagée à y rester encore. A cette époque les bons effets étoient bien peu sensibles, & ils furent complets cinq à six jours après.

C'eſt ſur-tout dans le cas de ſtérilité par les cauſes ci-deſſus mentionnées (pag. 39), où l'uſage un peu ſuivi des eaux & des bains eſt néceſſaire. Les cauſes anciennes qui les déterminent exigent des ſecours qui, quoiqu'ils agiſſent lentement, n'en ſont que plus ſûrs. Les trois Dames que nous avons citées à ce ſujet y on reſté un mois de ſuite ; & on a tout lieu de croire qu'un plus court ſéjour à Bagnols leur en auroit rendu les remedes infructueux.

Il me paroît même qu'en général pour les différentes maladies auxquels les remedes de Bagnols peuvent convenir neuf ou dix jours ne peuvent pas ſuffire pour obtenir des guériſons entieres. Le Public même paroît convaincu que ce temps borné à ſept à huit jours eſt inſuffiſant dans la plupart des cas, & c'eſt en partie pour cette raiſon que le plus grand nombre de malades bruſquent les remedes qui échauffent alors, & déterminent des maladies plus ſérieuſes que celles qu'on venoit guérir à Bagnols. Pourquoi ne pas faire ici ce qu'on fait dans les autres Eaux thermales ? Les Médecins qui ſont à portée de les conſeiller, y envoyent avec ſuccès leurs malades à pluſieurs saprises, & comme on dit dans les deux saisons ; c'est un usage constant des célébres Médecins de la Capitale, d'en user ainsi vis-à-vis les malades qu'ils envoyent à Plombieres, à Bourbonné, à St. Amant, à Barreges, &c. Ils en firent de même à la fin du dernier siecle à l'égard de Madame la Duchesse de Noailles, de Mr de Clermont-Tonnere, & autres illustres malades qu'ils envoyerent à Bagnols à différentes reprises. La methode des Maîtres de l'Art, dans l'administration de ces remedes, devroit servir d'exemple, & les succès que les personnes qu'ils y ont envoyé en ont éprouvé devroient encourager les malades à qui les différens remedes de Bagnols conviennent à la mettre en pratique.

Il est effectivement plus que vraisemblable que la plupart des maladies chroniques qui attirent à Bagnols tant des malades, exigent plus de temps qu'on n'a coutume d'y en mettre pour être guéries radicalement. Peut-on de bonne foi espérer que ces remedes pris huit ou neuf jours suffiront pour guérir d'anciennes sciatiques de vieux rhumatismes, de toux, & d'asthmes invétérés, de diarrhées & des douleurs d'estomac, des paralisies & autres maladies rebelles, dont

la

la cause est difficile & longue à combattre ; qu'il faut attaquer peu-à-peu sans la brusquer, mettre des intervalles dans l'attaque, & y revenir de temps en temps. C'est ce peu de séjour & la maniere presque instantanée, dont on use de ces remedes, qui les rend inutiles à bien des malades, chez qui ils étoient parfaitement indiqués. L'observation confirme ici le raisonnement, & il seroit trop long de détailler toutes celles qui prouvent que bien des malades n'ont manqué le but qu'ils se proposoient, que parce qu'ils ont pris trop rapidement ces remedes. Ceux au contraire qui les ont pris d'une maniere suivie & continuée, en ont constamment obtenu les plus grands succès, dont ils étoient bien loin après les avoir pris huit ou dix jours.

Un autre prejugé qui merite d'être combattu c'est sans doute celui de s'imaginer que les Eaux ne conviennent que le matin à jeun il est effectivement vrai de dire qu'il est plus avantageux en general de les prendre à cette heure la que dans le reste de la journée ; mais faut-il pour cela n'en boire que le matin ? Plusieurs sujets sans avoir trop d'égard à cette regle retireront un plus grand avantage de leur boiſſon, ſi au lieu de s'en gorger le matin ils en prennent moins à cette heure là, pour en boîre enſuite à leur ſoif à leur repas & hors de leurs repas. C'eſt en les obligeant d'en uſer de cette façon que mon Pere eſt ſouvent venu à bout de les faire prendre à certaines femmes delicates qui n'avoient pu les ſupporter autrement.

Le régime des buveurs d'eau veut être modifié & varié à l'infini. L'habitude, le tempérament, l'âge, la maladie, & mille autres circonſtances doivent décider le Médecin ſur celui qu'il doit preſcrire. A ces conſidérations particulieres, à chaque ſujet on peut en joindre quelques-unes plus générales.

1°. Les perſonnes qui vont à Bagnols, ſoit pour y boire les eaux, ſoit pour y prendre les étuves, la douche, le bain, doivent avoir l'attention de ne pas s'y rendre ſans des habits bien forts; l'air de Bagnols eſt en général froid, & les changemens de temps n'y ſont pas rares (a): en outre l'on tranſpire beaucoup pen-

---

(a) *Mutationes temporum potiſſimum pariunt morbos*, *hipp. aphor. ſect.* 3. *apho.* 1.

ant l'usage de ces remedes, & on est par conséquent plus susceptible de l'impression d'un air froid, soit en les prenant, soit après les avoir prises.

Sanctorius, & après lui tous les grands Praticiens ont attribué avec raison la cause d'une infinité de maladies à la suppression & diminution considérable de la transpiration, qu'on fait l'emportet seule sur toutes les autres excretions du corps. Cette matiere abondante dont la nature se débarrasse continuellement, mais d'une maniere insensible par la surface immense de la peau, & qui plus long-temps retenue dans les voies de la circulation ne pourroit qu'y retenir une hétérogene nuisible aux fonctions de l'économie animale, feroit capable de déterminer des maladies plus sérieuses que celles qu'on se proposoit de guérir. Les observations du célébre Pringle, Médecin des armées Angloises, ont prouvé en grand les mauvais effets de la transpiration arrêtée, & démontré d'une maniere convaincante que les dissenteries & le plus grand nombre de maladies des camps & armées n'ont pas d'autre origine. Je ne ferois même pas éloigné de lui attribuer dans quelque cas la cause des tenesmes & des dissenteries observées à la suite des remedes de Bagnols. Mon Pere a vu ces dissenteries survenir sur-tout aux malades qui avoient négligé de se préserver du froid, soit en s'exposant au vent, à la pluie & aux courans d'air, soit en ne proportionnant pas les habits aux vicissitudes du chaud & du froid fréquentes dans nos montagnes.

2°. Un exercice modéré à cheval ou à pied contribue beaucoup aux succès de nos Eaux ; il faut pourtant prendre garde de ne pas le porter jusqu'à fatiguer le corps, & de ne pas donner dans l'excès. *In vitium ducit culpæ fuga.*

3°. Il est essentiel d'avoir l'esprit gai & content pendant l'usage de ces remedes. Personne n'ignore l'influence des mouvemens de l'ame sur le corps. Ainsi donc on conseille à tous ceux qui sont à Bagnols pour faire des remedes d'éviter les contentions d'esprit, ainsi que les peines & les chagrins, pour se livrer entiérement à la dissipation & à la joie. Les conversations agréables, la lecture de quelque livre amusant, & les petits jeux sont des ressources pour prévenir l'ennui, tandis que les veilles, les gros jeux & la bonne chere ne sont que trop souvent les causes du peu de succès des Eaux.

4°. On permettra volontiers aux personnes qui prennent les Eaux de satisfaire leur appetit à diner, pourvu toutefois que ce soit avec des alimens de bonne qualité & de facile digestion. La volaille, le mouton, le veau & les truites qui sont communes & délicieuses à Bagnols sont en général une bonne nourriture pour la plupart des estomacs. On leur défendra au contraire les viandes pesantes, grasses, trop épicées, crues, indigestes qui pourroient rendre la digestion longue & laborieuse. Le souper doit être frugal pour que la digestion puisse être parfaite le matin lorsqu'il faut boire les Eaux. Il est pourtant des personnes chez lesquelles il seroit dangereux qu'il le fut trop, & de ce nombre sont les jeunes gens & les habitans de la campagne qui ont l'estomac chaud (a). L'heure des repas ne sauroit être déterminée que par l'habitude & par le tems où l'on a pris ces remedes.

On prend principalement le bain, la douche & l'étuve le matin à jeun. Les malades

---

(a) *Qui crescunt plurimum habent calidi innati; plurimo igitur egent alimento*, *hipp. aphor.* 14, *sect.* 1.

restent exposés à l'action de ces divers remedes plus ou moins, suivant que la nature de leur maladie ou leur constitution individuelle le permettent; demi heure & rarement trois quarts d'heure suffisent dans le plus grand nombre de sujets. La rougeur du visage & l'état du pouls annoncent lorsqu'il convient de les faire sortir. Il seroit inutile de nous étendre ici sur les précautions qui sont nécessaires au sortir du bain & de l'étuve; elles sont déja connues de ceux qui sont chargés de disposer les lits des malades; nous nous contenterons d'observer qu'il est nombre de cas où au sortir de ces remedes l'on ne doit point placer le malade dans un lit trop chaud, & l'accabler sous le poids des couvertures pour obtenir des sueurs forcées qui pourroient l'épuiser, & détruire par-là l'effet du remede. On prend rarement deux bains dans la journée; on ne sauroit même le permettre sans danger qu'aux personnes fortes & robustes; les gens foibles & délicats en auront assez avec un par jour. Leur nombre sera fixé par la nature de la maladie, par le tempérament du malade, & par leur action plus ou moins prompte sur certains sujets que sur d'autres. Ce que nous venons de dire du bain, on peut aussi l'entendre de la douche & de l'étuve, observant néanmoins que ces deux secours ééhauffent en général moins que le bain.

L'expérience a prouvé que ce n'est pas seulement sur les lieux qu'on peut boire les Eaux de Bagnols avec succès : on en a vu de très-bons effets transportées à une distance assez considérable, & qui plus est, il n'est pas rare de trouver des sujets irritables qui s'en trouvent mieux alors. Mon oncle Blanquet, Théologal de l'Eglise Cathédrale de Mende, étoit de ce nombre. Il avoit eu recours à la boisson de nos Eaux pour des maux d'estomac & des ardeurs d'urine. Ces Eaux prises sur les lieux aigrirent ses maux loin de les diminuer : on attribua ces mauvais effets à leur trop grande activité, on leur fit perdre leur premiere force par le transport, & le succès de cette boisson convainquit qu'on ne s'étoit pas trompé sur la cause de leur mauvais effet. Il les a prises plusieurs années de suite avec tout l'avantage possible. Mr. Chevalier de Fangouse, Chanoine de la même Eglise, étoit aussi dans le même cas ; il s'étoit fort mal trouvé de la boisson de ces Eaux sur les lieux pour une toux cathareuse qui le tourmentoit depuis six mois. Il les fit porter à Mende, & les même remede le guérit entiérement de ce rhume opiniâtre. Je pourrois encore citer une infinité de mes concitoyens qui sont dans le même cas, & qui trop sensibles & trop irritables pour prendre les Eaux à leur source s'en trouvent à merveille, lorsqu'elles ont perdu leur premiere force par le transport.

Lorsque l'état du malade, sa complexion délicate & sensible, & le caractere de sa maladie ne lui permettenr pas de se rendre à Bagnols pour y boire les Eaux à la source, il est bon de prendre les précautions suivantes, pour prevenir & empêcher autant que faire se peut l'évaporation des parties volatiles, qui sont sans doute la cause des bons effets de ces Eaux.

1°. On ne transportera ces Eaux que dans des bouteilles bien propres. 2°. On aura soin de les boucher dans le moment qu'on les aura puisées avec des bouchons neufs, qu'on couvrira encore avec de la cire ordinaire ou de la cire d'Espagne. 3°. On les fera transporter doucement & pendant la nuit, pour éviter qu'elles ne soient agitées & ne subissent une certaine altération par le mouvement & par la chaleur. 4°. On fera bien de se les procurer tous les jours, s'il eſt poſſible. 5°. Enfin, ſi cette ſeconde condition devient impoſſible, on les ſera transporter dans des bouteilles qui ne contiennent que la doſe qu'on doit employer tous les jours.

La douce température dont jouiſſent ces Eaux à leur ſource, les rend propres à être bues telles qu'elles ſont ſans les laiſſer refroidir. Mais doit-on faire chauffer au même degré ces Eaux lorſqu'on ne les prend pas ſur les lieux? Le tempérament & la nature de la maladie doivent décider cette queſtion ſur laquelle il nous ſuffira de remarquer qu'il eſt à craindre que cette chaleur artificielle qu'on leur communique n'acheve de faire évaporer les parties volatiles qui peuvent encore s'y trouver. Auſſi on faira bien de les prendre telles qu'on les reçoit ſi l'eſtomac & la poitrine peuvent s'en accommoder, & de favoriſer leur paſſage en les prenant à petites doſes ſouvent répétées & en ayant ſoin d'appliquer ſur le ventre des linges chauds; mais ſi malgré ces précautions on ne peut venir à bout de les faire paſſer, il convient alors de les faire tiedir avec beaucoup de menagement en les expoſant à la chaleur du ſoleil ou à celle d'un bain-marie, ou même dans certains cas d'après Mr.

de l'ardeur, en y faisant refroidir un fer rougi au feu.

Telle est aujourd'hui la somme de nos connoissances sur la nature, l'usage, & l'abus de nos Eaux thermales. Je serois satisfait si ce petit Ouvrage qu'on peut regarder comme le fruit de l'envie que j'ai de devenir utile à ma patrie, peut servir en attendant mieux.

On a tout lieu d'esperer que le Médecin intelligent (*a*), à qui le ministére vient de confier la direction de ces Eaux, ainsi que celle des Eaux de St. Laurens en Vivarais, en étendra l'usage dans un bien plus grand nombre de maladies. Le séjour qu'il fait à Bagnols pendant la saison des Eaux, le mettra à même de pousser plus loin les observations déja faites & d'en faire de nouvelles. Ses talens & son amour pour son état & pour le bien public sont des garans non équivoques du prix des observations qui partiront de sa main.

L'intérêt que le ministére prend au bonheur & à la santé des sujets a déja répandu ses favo-

(a) *Mr. Girard, Docteur en Médecine de la faculté de Caen, Médecin à Maruejols, & Correspondant de l'Académie des Sciences de Montpellier.*

rables influences sur nos Eaux: on a accordé aux proprietaries 20000 liv. pour réparer les dommages occasionnés par le feu qui détruisit la grande auberge au mois d'Aout 1771. ces secours bien administrés par les gens en place du Païs ont procuré des logemens plus commodes qui seront habitables à la saison prochaine. Il ne manque plus que de faire à Bagnols ce qu'on a fait dans nombre d'autres Eaux thermales; je veux dire d'y établir des Baignoires particulieres plus commodes & plus décentes que le Bain public. Il seroit aisé de le faire en conduisant un filet d'eau par un bon acqueduc de pierre dans un appartement commode, où seroient disposées plusieurs Baignoires. Outre la commodité qui résulteroit de cet établissement utile & peu dispendieux, on auroit encore l'avantage de pouvoir graduer au point qu'on voudroit la chaleur de ces Bains particuliers relativement à la maladie & à la delicatesse des personnes qui les prendroient.

FIN.

www.ingramcontent.com/pod-product-compliance
Ingram Content Group UK Ltd.
Pitfield, Milton Keynes, MK11 3LW, UK
UKHW021106200726
13857UKWH00003B/1120

9 782012 863439